PHLEGMONS PÉRINÉPHRÉTIQUES

Paris. — A. PARENT, imprimeur de la Faculté de médecine, rue Monsieur-le-Prince, 31.

DES

PHLEGMONS

PÉRINÉPHRÉTIQUES

PAR

CHARLES HALLÉ

DOCTEUR EN MÉDECINE DE LA FACULTÉ DE PARIS

Ancien interne provisoire des hôpitaux.

———— ·●·● ————

PARIS

ADRIEN DELAHAYE, LIBRAIRE-ÉDITEUR

PLACE DE L'ÉCOLE-DE-MÉDECINE, 23

1863

TABLE DES MATIÈRES.

PHLEGMONS PÉRINÉPHRÉTIQUES

HISTORIQUE.

La suppuration du tissu cellulaire périnéphrétique, c'est-à-dire de l'atmosphère cellulo-graisseuse qui entoure le rein et qui est surtout abondante à la face postérieure de cet organe, a été envisagée jusqu'à présent par les différents auteurs qui en ont parlé à un point de vue beaucoup trop restreint. Ils ont décrit sous le nom de périnéphrite primitive l'inflammation débutant d'emblée dans le tissu cellulaire périnéphrétique. Dans l'étiologie de cette affection, on n'a dû s'occuper que des causes traumatiques et des causes générales, laissant de côté les vastes suppurations dont la cause première réside dans l'organe principal de la région, dans le rein lui-même. Les auteurs de ces travaux ont ainsi restreint la question, et pour cette raison ils ne l'ont envisagée que sous une de ses faces.

Deux thèses ont été soutenues à la Faculté de Médecine de Paris en 1860 sur la périnéphrite primi-

tive; l'une par M. le Dr Féron (1), l'autre par M. le
Dr Picard (2). Ces deux médecins ont cherché à rassembler tous les cas de suppurations de la région
lombaire dus à des causes étrangères à l'organe sécréteur de l'urine.

Il nous a semblé qu'on pouvait envisager la question à un point de vue plus général, en faisant intervenir les causes provenant des affections si nombreuses
du rein, les inflammations aiguës et chroniques qui
pendant leur développement peuvent retentir sur les
organes voisins et sur cette enveloppe cellulo-graisseuse circumrénale si bien disposée à la suppuration.

La thèse de M. le Dr Féron nous a été fort utile;
elle résume l'état de la science au point de vue où il
s'est placé. Mais un ouvrage plus complet, qui traite
la question sous toutes ses faces, et qui renferme un
grand nombre d'observations, dont la plupart ont été
prises par l'auteur lui-même, est le *Traité des maladies des reins*, publié par M. le professeur Rayer; ce
savant médecin s'occupe en effet des inflammations
périnéphrétiques, et il étudie leurs causes prises soit
dans l'appareil rénal, soit au dehors. Cet ouvrage
nous a servi beaucoup; nous y avons puisé bien des
renseignements utiles.

Ayant pris les phlegmons périnéphrétiques comme
sujet de notre thèse inaugurale, nous avons dû rechercher quels étaient les auteurs anciens et modernes

---

(1) Thèse sur la *périnéphrite primitive*, 1860, t. IV.
(2)   *Idem.*   1860, t. VII.

qui ont abordé cette partie de la pathologie qui intéresse à la fois la médecine et la chirurgie. Jusqu'au moment où a paru le traité de M. le professeur Rayer, on ne trouve que des observations isolées sur ce sujet.

Hippocrate a parlé des maladies des reins; il a même indiqué leur traitement (1). Plus tard vinrent Rufus (2), Fabrice de Hilden (3), Frank (4), Cabrol (5), Blaud (6), Th. Turner (7), le Dr Gardien (8), Butter (9), Cantegril (10), Ducasse (11), Dr Pépin (12), Bell (13), Chopart (14), Dr Civiale (15); tous ces auteurs ont publié des observations de périnéphrite primitive ou consécutive à une affection calculeuse

---

(1) *Opera omnia Hippocratis* (*de Int. affectionibus*, p. 240, in-folio; Francofurti, 1621).

(2) *De Vesicæ renumque morbis.*

(3) *Observ. et curat. chirurg.*, cent. V, obs. 57.

(4) *De Curandis hominum morbis*, in caput *Nephritidis.*

(5) *Alphabet anatomique*, obs. 28.

(6) *Commentaires sur les aphorismes d'Hippocrate* (*Biblioth. médicale*, t. LXIX).

(7) *Trans. of physic.*, vol. IV, p. 226; London, 1813.

(8) *Journal clinique des hôpitaux de Lyon*, t. II, p. 43.

(9) *Edinb. med. and surg. journal*, t. XXVI, p. 106.

(10) *Archives gén. de méd.*, t. XIX, p. 280; 1829.

(11)   *Idem.*   t. XV, p. 462; 1827.

(12) Thèse de Paris, 1814, p. 17 et 18.

(13) *Edinb. med. and surg. journal*, t. XV, p. 252.

(14) *Traité des maladies des voies urinaires*, t. II, p. 122, 1830; t. I, p. 120.

(15) *Traité des affections calculeuses de la vessie.*

des reins ; c'est dans leurs ouvrages que nous avons puisé les renseignements et les faits qui nous ont servi à faire notre travail. Nous avons en outre recherché dans les travaux plus modernes ceux qui pouvaient se rapporter à notre sujet ; c'est ainsi que nous avons trouvé dans *l'Union médicale* une série de leçons de M. le Dr Demarquay, qui ont été publiées par M. le Dr Parmentier (1), et tout récemment une observation de périnéphrite publiée dans le même journal par M. Lemoine, interne à la Maison de santé (2).

Nous sommes encore redevable à plusieurs de nos maîtres et de nos amis d'observations qu'ils ont bien voulu nous remettre, et qui nous ont été fort utiles dans l'exposé des symptômes et des causes des phlegmons périnéphrétiques.

Nous sommes heureux de pouvoir leur en témoigner notre reconnaissance.

CAUSES.

Nous avons choisi comme division des causes des phlegmons périnéphrétiques, celle qui a été adoptée par M. le professeur Rayer dans son article de la périnéphrite. Ces causes sont très-nombreuses, et afin de mettre plus d'ordre dans leur exposé, nous les rapportons toutes au rein, excepté celles qui ont

---

(1) *Union médicale*, vol. XV. 1862.
(2) *Union médicale* du 20 juin 1863.

pour point de départ le sexe, l'âge, la profession, la constitution, etc., et toutes celles qui sont généralement décrites sous le nom de *causes prédisposantes*, que nous traiterons en premier lieu. Les autres causes, que nous pourrions désigner sous le nom d'*occasionnelles* ou d'*efficientes*, seront classées en trois séries :

Dans la 1re série, nous étudierons toutes les causes qui déterminent un phlegmon extra-rénal siégeant dans le tissu cellulaire périnéphrétique, mais ne dépendant pas du rein ; telles sont : tous les genres de traumatisme, les blessures superficielles ou profondes de la région lomblaire ; les fièvres graves, la fièvre typhoïde ; les fatigues excessives, les mouvements musculaires violents, les refroidissements, etc.

Dans la 2e série, nous comprendrons les maladies aiguës et chroniques du rein qui par la simple extension de l'inflammation qui agit là par voisinage, amènent la suppuration du tissu cellulaire périnéphrétique, sans aucune lésion de l'organe.

Dans la 3e série, sont rangées toutes les causes de phlegmon dépendant d'une lésion du rein : telles sont les calculs, la néphrite, la pyélo-néphrite, les kystes hydatiques, les vers du rein, ayant causé une fistule et par suite l'écoulement de l'urine et du pus dans le tissu cellulaire voisin.

1° Causes prédisposantes :

Sexe. — Sur un total de trente cas de phlegmons périnéphrétiques, soit primitifs, soit consécutifs que nous avons pu rassembler, tant d'après l'ouvrage de M. le professeur Rayer que d'après les observations nouvelles que nous avons recueillies, il s'ensuit que nous trouvons un nombre égal d'hommes et de femmes ; par conséquent nous ne pouvons tirer du sexe aucune conclusion au point de vue de la fréquence.

Age. — Les phlegmons périnéphrétiques sont beaucoup plus fréquents chez les adultes ; sur vingt-une observations, nous trouvons qu'il y a 13 malades ayant plus de 31 ans ; 7 ayant de 20 à 31 ; et un seul ayant 16 ans, et dont le début de la maladie remontait à l'âge de 10 ans. Les enfants sont exempts des phlegmons périnéphrétiques, de même que chez eux les maladies des reins sont très-rares.

Profession. — Les professions semblent n'avoir pas eu non plus une grande influence sur la production des phlegmons périnéphrétiques. Cependant les professions qui exposent aux refroidissements très-brusques et répétés, telles sont l'état de chauffeur de locomotive, de maçon, d'homme de peine, sont celles qui réunissent le plus de faits de ce genre.

Maladies antérieures. — Parmi les maladies qui peuvent avoir de l'influence sur la production de ces inflammations, certainement les affections héréditaires, rhumatisme et goutte, et celles qui prédisposent, de même que les tempéraments, à la formation des concrétions calcaires dans l'appareil urinaire, doivent entrer en ligne de compte, puisque la plupart des phlegmasies circumrénales sont dues à la formation de fistules rénales déterminées par la présence de calculs dans le rein, dans le bassinet ou dans l'uretère.

2° *Causes efficientes.*

1re SÉRIE. — *Phlegmons périnéphrétiques primitifs.* Le tissu cellulaire périnéphrétique, quoique profondément situé, n'est pas à l'abri des inflammations, ni des suppurations quelquefois très-étendues qui peuvent résulter de toutes les causes de traumatisme.

Les blessures produites par des instruments piquants, tels que lances ou épées, les plaies faites par le chirurgien qui cherche à extraire un corps étranger introduit dans cette région, l'introduction de projectiles de guerre, de balles, comme M. le Dr Pépin (1) a rapporté deux observations, sont des causes assez fréquentes de phlegmons périnéphrétiques. Baudens (2) cite aussi le fait d'un caporal du 17e léger, qui reçut dans le flanc gauche une balle qui vint ressortir au milieu du muscle carré des lombes, près de l'apophyse transverse de la deuxième vertèbre lombaire. Ce chirurgien vit le malade quarante jours

---

(1) Thèse. *Considérations générales sur les plaies d'armes à feu,* p. 17 et 18; Paris, 1814.

(2) *Traité des blessures par armes à feu,* p. 361.

après sa blessure ; il introduisit dans la plaie une sonde de femme qui donna issue à une collection de pus, amassé probablement entre le rein et les parois de l'abdomen. A chaque pansement, il vida le foyer avec une ventouse, et au bout de quinze jours la source en fut tarie, la plaie se ferma, et soixante-dix jours après sa blessure le malade fut guéri.

Il en est de même des plaies contuses produites sur cette région par le choc des instruments contondants, par des coups de pieds, par des chutes sur les reins.

M. Rayer cite l'observation d'un soldat qui, s'étant heurté fortement contre un poteau, éprouva une douleur vive dans la région du rein droit ; il survint des vomissements continuels, et le malade mourut ; à son autopsie, on trouva un abcès volumineux derrière le rein droit et des lésions multiples des organes voisins (1).

Telle est encore l'observation que M. le Dr J. Bienfait a publiée dans la *Gazette hebdomadaire* de 1856 et que M. le Dr Féron a rapportée dans sa thèse ; il s'agit d'une femme de 39 ans qui, à la suite d'une chute dans son escalier, eut un vaste phlegmon de la région lombaire, qui guérit après avoir nécessité de larges ouvertures.

M. le Dr N. Gueneau de Mussy a bien voulu nous

---

(1) Bell (R.-H.). *Case of rupture of the liver with inflammation and suppuration proceeding from external violence. (Edinb. med. and surg. journal*, vol. XV, p. 252.)

donner l'observation suivante tirée d'un fait de sa pratique: elle nous montre un phlegmon périnéphrétique que l'on peut avec raison attribuer à un traumatisme datant de quelques mois.

OBSERVATION Ire. — *Phlegmon périnéphrétique. Ponction.*
Mort.

Une femme d'une quarantaine d'années, qui avait reçu six ou huit mois auparavant un coup violent sur le flanc droit, fut prise tout à coup de douleurs très-vives dans cette région, avec frissons, claquements des dents et fièvre. La douleur s'irradiait jusque dans la région iliaque correspondante.

A ces douleurs vinrent s'ajouter des accidents hystériques auxquels la malade était sujette.

L'application de sangsues, des bains calmants prolongés, des narcotiques et des antispasmodiques à l'intérieur, modérèrent les accidents qui, huit jours après, recommencèrent avec plus de violence.

Appelé près de cette malade, je constatai une tumeur qui s'étendait du flanc droit jusque dans la région iliaque. Une saillie sous-costale très-prononcée correspondait à cette tumeur; en arrière, dans l'espace qui sépare la crête iliaque de la dernière côte, on constatait aussi une tuméfaction avec empâtement et œdème du tissu cellulaire.

La pression sur cette région provoquait des douleurs intolérables; la fièvre continuait avec des frissons revenant par intervalles et des redoublements le soir.

Une vague sensation de fluctuation vint bientôt s'ajouter à ces premiers signes, et ne tarda pas à devenir distincte. Elle justifia ma première impression, qu'il existait là une inflammation suppurative, occupant la région périnéphrétique et descendant jusque dans la fosse iliaque.

Le chirurgien éminent appelé près de la malade confirma

mon diagnostic. Ne pouvant vaincre l'insurmontable résistance que la malade opposait à la pratique d'une grande incision , il se contenta de faire une ponction, qui donna issue à une quantité considérable de pus sanieux, mêlé à des coagulums sanguins. Des bougies en cordes à boyaux furent introduites dans le trajet pour le maintenir dilaté. On les retirait plusieurs fois par jour, pour donner issue à un liquide abondant, qui finit bientôt par se décolorer et par prendre le caractère d'un pus séreux ; mais l'affaissement de la tumeur ne tarda pas à changer les rapports des différents plans musculaires qui recouvraient le foyer ; l'obliquité du trajet qui en fut la conséquence rendit difficile l'introduction de la bougie après qu'elle eut été enlevée. La sécrétion morbide, trouvant une issue moins facile au dehors, contracta en peu de jours de l'odeur ; des frissons suivis de chaleur indiquèrent le commencement de la fièvre putride. On fut obligé de pratiquer de nouvelles ponctions, suivies d'injections iodées. Après des améliorations passagères, les accidents généraux reparurent de nouveau ; des fluctuations étendues accompagnèrent l'œdème, et des teintes érythémateuses indiquèrent la présence de vastes nappes de pus, interposées entre les différentes couches musculaires de la région lombaire. Alors seulement la malade se décida à subir une incision rendue indispensable, et qui dut être prolongée dans diverses directions, pour mettre à nu d'énormes clapiers qui s'étaient formés dans la région lombaire. La malade, épuisée par d'abondantes suppurations, ne tarda pas à succomber.

Les phlegmons périnéphrétiques peuvent encore se former autour des reins sous l'influence de certaines fièvres graves, comme on en voit quelquefois survenir dans quelques autres parties du corps. Le Dr Butter signale la formation d'abcès périnéphrétiques pendant une épidémie de fièvres graves qui a régné à Plymouth , en même temps que de larges suppurations se formaient dans les autres parties du corps riches en tissu cellulaire (1).

M. Duplay, ancien interne des hôpitaux, nous dit avoir vu pendant son internat à l'hôpital de la Charité, dans le service du Dr Pelletan, un malade qui était convalescent de fièvre typhoïde être pris de douleurs vives dans la région lombaire droite; au bout de quelques jours, la fluctuation fut manifeste; on pratiqua une ponction avec le bistouri; il en sortit du pus; puis l'ouverture étant venue à se fermer, l'état du malade mit dans la nécessité d'agrandir la première incision; le pus sortit en abondance, et en très-peu de jours le malade se rétablit et sortit de l'hôpital parfaitement guéri.

Nous rapportons ici une observation de phlegmon périnéphrétique dont la cause paraît devoir être rapportée à un violent effort musculaire. Nous devons cette observation à l'obligeance de notre ami, M. Olivier, interne des hôpitaux.

Obs. II. — *Phlegmon périnéphrétique déterminé par un effort musculaire ; incision, injections d'eau chlorurée. Guérison.*

Le nommé Jean M....., âgé de 27 ans, journalier, est admis, le 2 août 1862, à l'hôpital de Lariboisière, salle Saint-Vincent, n° 33, dans le service de M. le professeur Tardieu.

Cet homme, d'une bonne constitution, d'un tempérament sanguin, n'a pas eu de maladies graves antérieurement. Em-

_____

(1) Butter. *Remark on irritative fever, commonly called. Plimouth dockyard disease. (Edinb. med. and surg. journ.,* vol. XXVI, p. 106.)

ployé aux carrières de plâtre, il ressentit, il y a dix jours, au moment où il soulevait un lourd fardeau, une très-vive douleur dans la région lombaire du côté gauche. La douleur se calma un peu, il put alors continuer son travail, mais, au bout de douze jours, il fut obligé de s'aliter, et ensuite d'entrer à l'hôpital.

A son entrée, nous le trouvâmes dans l'état suivant : tuméfaction uniforme de la région lombaire, surtout à gauche, sans aucune espèce de rougeur à la peau ; la région semble œdématiée ; douleurs spontanées violentes, de nature lancinante, et s'irradiant vers la poitrine, ce qui rend les mouvements respiratoires pénibles ; cette douleur s'irradie aussi vers l'abdomen et détermine des coliques très-vives ; une pression légère, faite en arrière, augmente à peine la douleur, tandis qu'en comprimant profondément, le malade se plaint beaucoup ; pas de fluctuation ; pas d'albumine dans les urines ; la peau est brûlante, le pouls bat 110 pulsations ; soif vive, anorexie ; pas de vomissements, constipation. — Bouteille d'eau de Sedlitz ; 12 ventouses scarifiées sur la région douloureuse.

Pendant quatre jours, les symptômes généraux diminuèrent graduellement, et, le 6 août, on constate, indépendamment de l'œdème, qui a augmenté, une légère saillie au niveau de la région rénale gauche. Cette saillie a 5 centimètres en tous les sens. A la palpation, on croit percevoir de la fluctuation, mais à une très-grande profondeur.

Le 8, la fluctuation, toujours profonde, devient plus nette, et on pratique une ouverture longue de 5 centimètres en incisant couche par couche. Il fallut pénétrer à une profondeur de 6 centimètres avant d'arriver sur le foyer, d'où il s'écoula près d'un verre de pus verdâtre, crémeux, parsemé de quelques stries sanguinolentes, mais ne renfermant pas de débris musculaires.

La douleur cessa presque instantanément. Un stylet introduit dans la plaie permet de reconnaître le siége précis de l'abcès, qui parut être situé exactement en arrière du rein gauche et ne se prolonger ni en haut en bas.

Les urines furent examinées, et ne présentèrent rien de particulier.

Le 9, le malade a bien dormi; en enlevant la mèche placée la veille dans la plaie, il s'écoule un demi-verre de pus.

Les jours suivants, le pus, moins abondant, devint fétide. On fit une injection d'eau chlorurée.

Le 16, l'orifice de la plaie s'est rétréci, et le pus s'écoule plus difficilement. Le malade a toujours conservé de la fièvre, qui revient plus intense le soir. L'amaigrissement est plus considérable.

Le 18, on agrandit l'ancienne incision; il s'écoule plus d'un litre de pus grisâtre et fétide, mêlé de sang. Un stylet pénètre à une profondeur de 7 centimètres, perpendiculairement à la surface des téguments. On fait des injections d'eau chlorurée dans la plaie. Les urines sont normales.

Le 20, le malade reprend de l'appétit, il dort mieux; il s'écoule toujours un pus sanieux mêlé de sang. On place une grosse mèche pour maintenir béante l'ouverture de la plaie.

Le 28. L'état général va de mieux en mieux, l'écoulement du pus est aussi abondant. On continue les injections chlorurées.

Le 10 septembre, il ne sort presque plus de pus.

Le 20, il ne reste plus qu'un petit orifice, dans lequel le stylet pénètre à une profondeur d'un centimètre environ. L'écoulement du pus est presque nul.

Le malade a repris de l'embonpoint; il demande à aller à Vincennes.

Nous avons appris que quinze jours après il était sorti complétement guéri.

Certaines fatigues musculaires, telles que les marches forcées, les exercices violents et celui du cheval longtemps prolongé, peuvent déterminer une suppuration de la région lombaire. M. Rayer cite une observation rapportée par Thomas Turner, médecin de l'hôpital Saint-Thomas, dans laquelle une promenade à cheval de plusieurs heures aurait produit une inflammation vive, suivie de gangrène dans la membrane adipeuse qui entoure les deux reins ; la malade qui fait le sujet de cette observation se serait en outre exposée à un refroidissement pendant qu'elle était le corps en sueurs. Cette dernière circonstance peut faire naître quelques doutes sur l'influence de l'équitation dans la production des abcès périnéphrétiques.

L'action brusque du froid sur le corps couvert de sueurs, ou bien les refroidissements souvent répétés sont les causes assez fréquentes de douleurs dans la région lombaire, douleurs qui se terminent quelquefois par la suppuration. On peut citer à l'appui cette assertion l'observation suivante, tirée de Blaud (1).

Un maçon, âgé de 52 ans, atteint depuis sept mois d'un catarrhe pulmonaire qui commençait enfin à se dissiper, sort pour la première fois, dans la matinée du 29 octobre 1818, pour reprendre son travail. Il y avait eu une gelée blanche, le vent soufflait du nord, et le thermomètre Réaumur était à 5 degrés ; arrivé à son atelier, il quitte une partie de ses vêtements, mais, à cause de l'impression du froid, il les reprend. A midi, frisson violent pendant une heure, ensuite forte chaleur ; fièvre aiguë, douleur sourde dans la région rénale gauche. Accès fébriles très-intenses à intervalles irréguliers, et délire accompagné de violents soubresauts.

Le 19 novembre, la région rénale gauche s'enflamma, se tu-

---

(1) *Commentaires sur les Aphorismes d'Hippocrate (Biblioth. médic.; t, LXIX, p. 80).*

méfia, et prit une couleur rouge sombre qui se propagea dans toute la moitié gauche des parois abdominales, et envahit le scrotum. Des ouvertures furent faites, soit dans cette partie, soit à la région rénale; il s'en écoula un fluide sanieux et mêlé d'urine; le tissu cellulaire sous-jacent était gangrené. Le malade tomba dans un état comateux et mourut le soir.

A l'*autopsie,* on trouva tous les environs du rein gauche putréfiés; cet organe était converti en putrilage, et communiquait par plusieurs sinus avec le foyer extérieur. Le tissu cellulaire du dos, des lombes, des parois abdominales et du scrotum était gangrené; le péritoine était épaissi dans toute la partie correspondante.

L'observation suivante, que nous devons à l'obligeance de M. le Dr Gueneau de Mussy, est encore en faveur de l'influence des refroidissements sur la production des phlegmons périnéphrétiques.

Obs. III. — *Phlegmon périnéphrétique. Incision. Guérison.*

Le 7 avril, entra à l'hôpital Saint-Antoine la nommée V....., âgée de 41 ans, couturière, ancienne marchande de vins. Cette malade, d'une constitution médiocre, a déjà éprouvé plusieurs maladies, et notamment, il y a sept ans, une pleurésie qui fut guérie par des antiphlogistiques et des vésicatoires. Elle se dit, en outre, sujette à des inflammations intestinales et à des phlegmasies de poitrine. Il y a sept semaines, la malade a ressenti dans le flanc droit, au-dessous des fausses côtes, une douleur continue qui a été suivie quelque temps après de frissons qui revenaient régulièrement tous les jours, surtout à quatre heures du soir, et qui étaient suivis de chaleur; jusqu'au jour de son entrée à l'hôpital, cette malade a ressenti dans cette région de la douleur; elle s'est aperçue d'une tumeur qui se formait et se développait peu à peu. Le médecin qu'elle a fait appeler chez elle lui a fait appliquer des sangsues et des cataplasmes sur la partie malade, lui a fait prendre des purgatifs. Ces moyens ont été à peu près inutiles, et la malade effrayée s'est décidée à entrer à l'hôpital. La malade, ayant été longtemps marchande de vins, attribue son mal soit à l'humidité de la cave, qu'elle fréquentait souvent, soit à la position fléchie qu'elle était obligée de garder pendant plusieurs heures de suite.

8 avril. Au niveau des dernières côtes, et principalement immédiatement au-dessous, jusqu'au niveau de la crête iliaque en arrière, et de la fosse iliaque interne en avant, en dehors des muscles des gouttières vertébrales et au niveau du muscle carré des lombes, apparaît une tumeur large, encore peu saillante, mais très-sensible au toucher, rénitente, douloureuse, rouge, et s'étendant en avant sur les parties latérales et antérieures du tronc.

La percussion pratiquée comparativement sur la région du foie et au-dessous constate une différence de sonorité sensible, ainsi qu'avec les autres parties avoisinant la tumeur. — On prescrivit des cataplasmes et 2 portions.

Le 9. La malade ne dort pas la nuit, pendant laquelle elle souffre plus que le jour; elle ressent dans la tumeur des élancements qui s'irradient dans les parties voisines : pas de frissons.

Le 10. On constate la fluctuation dans la tumeur, quoique l'examen soit rendu difficile par la sensibilité de la malade.

Le 11. M. Denonvilliers voit la malade, mais ne constate pas de fluctuation; il n'a aucun doute, du reste, sur la nature de l'affection, mais il est d'avis qu'il vaut mieux attendre encore. — Cataplasmes, frictions mercurielles belladonées sur la région malade.

Le 19. La fluctuation est bien plus sensible aujourd'hui, la saillie de la tumeur plus prononcée, la douleur très-vive au centre. — On fait sur la partie centrale, et dans une étendue de 2 à 3 centimètres, l'application d'une traînée de pâte de Vienne.

Le 21. Le caustique a formé une eschare longue d'un pouce et demi, entourée de bords rouges et tuméfiés.

Le 23. On pratique avec le bistouri une ponction profonde à travers l'eschare; il en sort une quantité très-considérable d'un pus franchement phlegmoneux, ce qui soulage la malade immédiatement. — On applique des cataplasmes.

Le 24. Amélioration sensible, sommeil calme. La tumeur a diminué des deux tiers; l'ouverture donne issue à du pus de bonne nature. — On prescrit à la malade, à cause de son état cachectique, une cuillerée par jour d'huile de foie de morue. 1 portion.

Le 25. L'ouverture est large et donne un passage facile au pus; on sent encore une rénitence profonde dans l'abdomen. État général satisfaisant; le sommeil revient.

Le 26. On supprime l'huile de foie de morue, qui occasionnait des nausées; on la remplace par une pilule de proto-iodure de fer; eau de seltz. 2 portions.

1er mai. L'état de la malade est très-bon; la plaie se déterge. 3 portions.

Le 9. Il n'existe plus qu'un très-léger suintement.

Le 10. La plaie est cicatrisée et sèche. La malade demande à sortir. Bon état général et local.

Enfin, il peut arriver qu'il survienne autour des reins, comme il en survient souvent ailleurs, des douleurs, puis plus tard une tumeur qui dégénère en abcès, sans que nous puissions en trouver l'explication, soit dans les rapports avec le monde extérieur, soit dans les circonstances habituelles de la vie.

Les contusions sur la région des reins et des flancs sont une cause fréquente de phlegmons périnéphrétiques; là comme ailleurs le tissu cellulaire meurtri par les chocs, les chutes, les violences extérieures, s'enflamme et suppure; le sang épanché joue le rôle d'un corps étranger, et devient par sa présence le point de départ d'une phlegmasie. Mais cette phleg-

masie succède-t-elle promptement à la cause première, au traumatisme ; ne peut-elle pas attendre
plusieurs mois, plusieurs années même pour se révéler, une circonstance propice, en un mot? C'est là
une question qui aurait besoin d'être approfondie et
étudiée ; je me la suis posée, et sans oser la résoudre,
j'ai pensé pouvoir appeler l'attention des observateurs
sur ce sujet. Dans plusieurs observations que je cite,
il y a eu traumatisme bien accusé, bien prouvé,
puis, au bout de plusieurs années, un temps assez
long même, j'ose le dire, une tuméfaction avec tout
le cortége inflammatoire est survenue dans ce point
même précédemment lésé. Eh bien ! pourrait-on ad-
mettre une relation de cause à effet entre ces deux
actes, le traumatisme d'une part, et l'abcès de l'autre, séparés par un intervalle de plusieurs années? Ne
pourrait-il pas se faire un travail chronique et latent
qui, pour se révéler, attende une occasion favorable?
Cet état serait une modification du tissu cellulaire
dans ses éléments, une altération qui le mettrait dans
les conditions nécessaires pour produire du pus, sous
une influence quelconque. Des refroidissements sur-
venant alors et trouvant un terrain préparé de-
viendraient la cause occasionnelle d'un travail inflammatoire aigu. Nous n'aurions pas été porté à faire
ces réflexions si nous n'avions eu sous les yeux plusieurs faits, que nous allons citer, qui peuvent venir
à l'appui de cette théorie, que je n'embrasse pas complétement encore, mais qui cependant mérite d'attirer l'attention.

Nous trouvons dans la pratique de M. Chassaignac

le fait suivant, rapporté par M. Féron dans sa thèse inaugurale.

Il s'agit d'un malade qui eut un phlegmon péri-néphrétique dans le côté droit; M. Chassaignac fit une profonde incision, puis introduisit dans le foyer un tube élastique fenêtré, en forme d'anse ou de séton, qui fut conservé pendant deux mois; au bout de ce temps, le malade, dont tous les accidents avaient cessé depuis le jour de l'opération, fut parfaitement guéri. Ce malade avait, huit ou neuf ans avant sa maladie, fait une chute sur la région lombaire; depuis il n'avait, il est vrai, jamais rien ressenti du côté de l'appareil rénal ni des autres viscères.

Nous pouvons encore citer, à l'appui de cette même théorie, le malade dont nous avons pris nous-même l'observation dans le service de M. Cusco. Ce malade avait reçu, en 1855, une contusion très-forte à la région lombaire pendant l'assaut de la tour Malakoff. Depuis lors, rien ne l'arrêta dans les différents travaux assez rudes qu'il entreprit; lorsque après avoir été dix-huit mois chauffeur au chemin de fer du Nord, et comme tel exposé aux refroidissements constants qu'entraîne cette dure et pénible profession, il fut pris de douleurs très-vives dans la région lombaire gauche, et eut un phlegmon périnéphrétique très-étendu.

L'observation n° 1 de ma thèse peut encore être considérée comme une preuve du temps que mettent quelquefois les phlegmasies périnéphréti-ques à se développer; puisque les premiers symptômes ne se montrèrent que six ou huit mois après le coup violent reçu dans la région lombaire.

2ᵉ SÉRIE. — Celle-ci comprend les phlegmons périnéphrétiques qui se sont formés à la suite d'une inflammation des reins, propagée par voie de continuité au tissu cellulaire voisin, sans perforation des calices ni du bassinet. La néphrite aiguë, la néphrite chronique, les accès répétés de coliques néphrétiques, la présence dans le rein de calculs irritant la muqueuse, sont des causes fréquentes de ces suppurations abondantes qui prennent naissance autour des reins, mais dont le point de départ est l'inflammation du rein. M. Rayer cite une observation rapportée par M. Thouet, d'Angers, dans laquelle ce chirurgien raconte qu'il ouvrit un abcès qui s'était formé dans la région rénale chez un colporteur, qui, ayant eu plusieurs attaques de gravelle, était entré à l'hôpital d'Angers le deuxième jour d'une néphrite calculeuse. L'abcès fut ouvert quinze jours après le début des accidents, et le malade guérit. La néphrite chronique peut aussi, après plusieurs années d'existence, être la cause d'inflammation de la région périnéphrétique.

3ᵉ SÉRIE. — Elle comprend les phlegmons périnéphrétiques qui se sont développés à la suite d'une fistule rénale et dans les cas de néphrite et de pyélite calculeuse. Dans cette série, les observations sont beaucoup plus nombreuses, les affections des reins étant les plus fréquentes de toutes les causes des abcès extra-rénaux. Les calculs situés dans les calices ou les bassinets sont l'origine d'un travail ulcératif, et les fistules rénales qui en résultent sont la cause de ces phlegmons. Ces fistules, quelle qu'en soit l'origine, existent le plus souvent à la face postérieure des reins; par elles s'écoulent le pus et l'urine qui envahissent le tissu cellulaire, et et qui sont le point de départ de l'inflammation; car si cette ouverture avait lieu en avant, sur un point quelconque de la face antérieure de l'organe, il pourrait en résulter plus souvent une péritonite mortelle très-rapide; tandis qu'à cause de la disposition anatomique du péritoine, qui passe au devant du rein, doublé de tissu cellulaire, l'inflammation et la suppuration peuvent se développer pendant assez longtemps sans qu'il survienne d'accidents graves. L'abcès a beaucoup plus de tendance à se porter en arrière; en effet, il fait saillie à travers la paroi abdominale postérieure, la présence d'un tissu cellulaire abondant étant très-favorable à son développement.

Souvent, à la suite de l'ouverture de ces abcès, il y a issue de calculs qui sont quelquefois en très-grand nombre. Ces calculs rénaux ne sortent pas toujours de suite avec le pus; il se passe plusieurs jours, des semaines même, avant qu'ils ne paraissent, enchâtonnés qu'ils sont par la substance rénale. Pendant tout ce temps l'abcès reste fistuleux, et ne se ferme définitivement qu'après la sortie du dernier calcul. Nous trouvons un fait semblable dans un cas que rapporte M. Civiale; cet éminent praticien cite l'histoire d'un de ses clients qui, après avoir eu pendant plusieurs années des coliques suivies d'expulsion de graviers, eut à la région des lombes un vaste abcès dont il fit l'ouverture. Quinze jours après il en sortit un calcul (1). Ces abcès peuvent rester fistuleux ou se reproduire après s'être fermés ; car, dans ces cas, les calculs agissent comme de véritables corps étrangers, et une nouvelle inflammation se développe autour d'eux et force le chirurgien à les ouvrir de nouveau.

M. le professeur Rayer rapporte trois observations analogues tirées de Lafite :

Au mois d'octobre 1727, feu M. Sauré vit un jeune homme, d'environ 25 ans, qui avait une tumeur de la grosseur d'un œuf à la région lombaire droite ; elle avait été précédée de douleurs de reins semblables à celle de la néphrétique. M. Sauré y appliqua des cataplasmes émollients et maturatifs, qui furent continués jusqu'au 11 novembre. La tumeur, ayant quitté sa première situation, se fixa à la partie supérieure de la région iliaque du même côté. M. Sauré y appliqua une traînée de pierres à cautère, qui firent une eschare convenable ; la tumeur s'affaissa. Il survint une fièvre violente avec délire ; mais les saignées calmèrent les accidents, et, après une consultation avec M. Boudou, M. Sauré ouvrit profondément l'eschare, d'où sortit quantité de pus. La plaie fut pansée selon les règles de l'art, et, malgré les attentions de M. Sauré, elle dégénéra en fistule. Au mois de juin 1738, je fus appelé pour le même malade ; il avait la fièvre, une douleur vive au rein droit, et sa fistule sèche avec inflammation sur les bords ; à quelques lignes de distance de l'orifice, je sentis par la sonde un corps dur.

---

(1) *Traité de l'affection calculeuse*, p. 222.
(2) *Mémoires de l'Académie de chirurgie*, t. II, p. 236.

Après avoir pansé le malade, je le saignai, et la fièvre cessa. Le lendemain, je fis l'extraction de la pierre, qui avait la forme d'un mamelon du rein ; mais la plaie est toujours restée fistuleuse, ce qui me fait présumer que c'est la conséquence de quelque autre pierre dans ce viscère, parce que le malade y sent des douleurs qui répondent à la fistule.

La seconde observation est la suivante :

M. La Batte eut, en 1741, une tumeur inflammatoire à la région lombaire, et qui se termina par suppuration. L'abcès fut ouvert et traité suivant les règles de l'art; néanmoins il resta fistuleux. En 1747, il vint à Paris et consulta MM. Petit et Ledran, qui sondèrent la fistule ; quoiqu'ils portassent la sonde à quatre travers de doigt de profondeur, ils ne sentirent pas de pierre. On ne conseilla autre chose au malade que de tenir le sinus ouvert avec des bougies. Il retourna à Pau, et au bout de dix-huit mois il sortit naturellement de la fistule une pierre grosse comme la deuxième phalange du petit doigt, et que M. La Batte envoya à l'Académie.

Dans la troisième observation, il s'agit d'une tumeur inflammatoire qui envahit la région lombaire, et qui fut ouverte vingt-deux jours après l'opération; la plaie était près de se fermer, lorsque se déclara une nouvelle fièvre et une douleur plus vive qui donna à penser qu'il y avait un nouveau foyer, qui fut sondé; on sentit très-bien l'existence d'un corps dur qui ne pouvait être qu'une pierre. A l'aide de débridements nombreux, on finit par extraire deux calculs, l'un de la grosseur d'une aveline, et l'autre du volume d'une noix. Quarante-deux jours après l'opération, la guérison était parfaite.

Voici maintenant un exemple frappant de phlegmon périnéphrétique, dû à une pyélo - néphrite calculeuse et à la propagation de l'inflammation du rein au tissu cellulaire ambiant (1). Ce que nous rapportons est un résumé de l'observation :

Au n° 12 de la salle Sainte-Marie, hôpital Necker, est couchée une femme âgée de 26 ans; elle est couturière. Réglée à 16 ans, mariée à 21 ans, elle a toujours joui d'une bonne santé jusqu'à l'âge de 25 ans ; elle a eu deux enfants. Depuis un an, cette femme a éprouvé des retards dans l'apparition de ses règles, qui furent accompagnées de douleurs. Il y a trois mois, douleurs plus vives dans la région lombaire ; perte de sommeil, d'appétit ; fièvre, suppression des règles ; l'urine commença à laisser déposer un produit visqueux, blanchâtre, assez abondant ; l'amaigrissement fit de sensibles progrès. Un médecin, qui fut consulté, conseilla l'application de cataplasmes sur la région des reins et l'usage de bains chauds. Au bout de quinze jours de ce traitement, les douleurs avaient disparu; mais il resta toujours une fièvre assez vive vers le soir; la malade continua à maigrir. Dans les premiers jours d'août, la malade constata, dans la région des reins, la formation d'une tumeur assez douloureuse ; au bout d'un mois, la tuméfaction avait acquis le volume du poing. Un médecin, pensant avoir affaire à un abcès froid, engagea la malade à entrer à l'hôpital.

Voici l'état de la malade à son entrée à Necker, le 10 septembre. Maigreur considérable, couleur jaune terne de la peau; peu d'appétit; tumeur dans la région lombaire droite volumineuse, non douloureuse à la pression, sans augmentation de chaleur, sans changement de coloration de la peau. L'urine ne présente aucune altération ; on ne l'essaya pas par les réactifs chimiques. Après avoir discuté les différentes affections de

---

(1) *Bulletins de la Société anatomique*, 1845, p. 267. Observation de M. Legentil, et rapport de M. Caudemont,

cette région qui pouvaient réunir cet ensemble de symptômes, M. Lenoir s'arrêta à la supposition d'un abcès ayant pour cause une lésion du rein droit. Douze jours après l'entrée de la malade dans le service, on fit sur le point le plus saillant de la tumeur une application de potasse caustique. Au bout de trois jours, on incisa l'eschare, et il sortit environ 8 onces de pus n'offrant aucun caractère particulier.

Au bout de huit jours, la malade mourut dans un état déjà avancé de marasme.

A l'*autopsie*, on constate une péritonite limitée à la cavité pelvienne, remplie de pus. Dans la région lombaire droite, il y a infiltration de pus dans le tissu cellulaire qui unit le rein aux parties voisines ; ce pus est en communication avec celui de l'abcès ouvert pendant la vie, par un trajet fistuleux de 2 centimètres environ de diamètre. Le rein est augmenté de volume. En incisant le rein, il est facile de reconnaître l'existence de deux couches : l'une interne, blanchâtre, mince, formée par la substance propre du rein ; l'autre, externe, plus épaisse que la première, présentant un grand nombre de pelotons graisseux, et dans leur intervalle un tissu blanchâtre et induré. Cette dernière couche est formée par la capsule adipeuse du rein. On peut les séparer l'une de l'autre dans toute leur étendue, et l'on trouve entre elles deux la membrane fibreuse épaissie, d'une couleur blanc-mat, très-adhérente à la capsule adipeuse du rein, et se détachant au contraire facilement de la substance propre du rein, qui reste seulement recouverte de son enveloppe celluleuse, mince et transparente. La capsule adipeuse est épaissie en plusieurs points ; elle est indurée et crie même sous le scalpel. Les calices sont remplis de pus dans lequel on sent un grand nombre de petits grains calculeux ; il en existait un, plus volumineux que les autres, qui obstruait l'entrée de l'uretère. Il a déterminé une pyélo-néphrite, et, par continuité de tissu, l'inflammation s'est propagée à la capsule fibreuse et au tissu cellulaire ambiant, ce qui a donné lieu à la formation de l'abcès périnéphrétique.

Je ne puis m'empêcher de rapprocher de ce fait très-intéressant une observation fort importante de phlegmon périnéphrétique. Celui-ci est dû à la formation d'une pyélo-néphrite suppurée, déterminée par l'arrêt d'un calcul à la naissance de l'uretère, calcul qui produisit sur ce canal une ulcération ; par cette ulcération passèrent l'urine et le pus contenus dans le rein. Ils allèrent former un vaste phlegmon périnéphrétique dans toute l'étendue du flanc gauche. Cette observation est due à l'extrême obligeance de M. Lemaire, interne du service de M. le Dr N. Guéneau de Mussy, et qui l'a recueillie lui-même :

Obs. IV.—*Phlegmon périnéphrétique gauche ; pyélo-néphrite gauche suppurée ; oblitération par un calcul de l'uretère gauche à sa partie supérieure ; perforation de l'uretère au niveau du calcul ; atrophie du rein opposé. Mort ; autopsie.*

La nommée G......, âgée de 35 ans, domestique, entre, le 8 avril 1863, dans le service de M. le Dr Gueneau de Mussy, à l'Hôtel-Dieu ; elle est couchée au n° 14 de la salle Sainte-Monique. Cette femme nous donne sur ses antécédents les renseignements suivants :

Réglée à 15 ans, elle a vu ses règles tous les mois jusqu'à l'âge de 28 ans ; à partir de cette époque, elle fut atteinte d'une maladie qu'elle qualifie de gastrite, pour laquelle elle garda le lit pendant quinze jours ; pendant ce temps on lui appliqua des sangsues sur le creux de l'estomac. Depuis cette époque les règles sont devenues moins abondantes ; elles ont été suivies de flueurs blanches. La malade ne se rappelle pas avoir eu d'autres affections sérieuses ; elle s'enrhume facilement, elle est sujette aux palpitations, à des céphalalgies passagères ; elle a eu beaucoup de misères et des fatigues de toutes sortes.

Accouchée à terme le 21 novembre 1862, son accouchement se fit naturellement, et ses suites de couches furent heu-
reuses; la malade put même quitter l'hôpital le huitième jour
après l'accouchement. Cependant elle se sentait très-faible,
souffrait des jambes et des reins sans éprouver de douleurs
dans le bas-ventre ni dans les cuisses. Il n'y avait à ce moment
ni frisson, ni vomissement, ni nausée, mais de l'inappétence.
Elle fut obligée de garder le lit en arrivant chez elle.

Dès lors, c'est-à-dire depuis cinq mois, sa santé a été s'alté-
rant de plus en plus; le travail forcé, la misère, l'allaitement,
contribuèrent à l'affaiblir considérablement. Au bout de six
semaines, la malade ne put continuer à nourrir son enfant faute
de lait.

Bientôt s'alluma une fièvre lente, continue, avec soif vive;
frissons irréguliers qui n'apparurent d'abord que tous les
quinze jours puis, se rapprochant de plus en plus, revinrent
tous les six à huit jours, et enfin finirent par se répéter quo-
tidiennement pendant les quinze jours qui précédèrent son entrée à l'hôpital. En même temps, alternatives de diarrhée et de
constipation, irrégularité de l'appétit; toux sèche, assez fréquente; insomnie; les règles ne reparurent pas depuis l'accouchement. La malade, réduite au dénûment le plus complet,
ne put s'aliter que quatre jours avant d'entrer à l'Hôtel-Dieu.
Elle ne peut nous donner aucun renseignement utile sur les
antécédents de sa famille.

Au moment de l'entrée de la malade dans le service, on est
frappé de l'aspect cachectique de la malade, de sa maigreur.
Elle a la peau flasque, sèche, chaude; le pouls un peu fréquent; elle tousse un peu; elle est très-irritable. L'attention
fut tout d'abord appelée vers l'examen de la poitrine; mais cet
examen ne donna que des résultats négatifs ou du moins in-
suffisants pour expliquer l'état général de la malade; on
trouva une respiration un peu rude aux sommets, quelques
râles sibilants à gauche, un peu moins de sonorité à la percussion du côté droit, mais tous ces signes à un degré très-faible.
A l'examen de l'appareil circulatoire on ne trouva qu'un bruit

-de souffle carotïdien très-fort, lié à l'état anémique de la ma-
-lade et un certain degré d'induration des artères, qui étaient
en même temps flexueuses malgré l'âge de la malade. Pas d'ha-
bitudes alcooliques; pas d'antécédents arthritiques ni syphi-
litiques. (Cependant la malade, comme nous le verrons plus
tard, avait un calcul urinaire.)

On ne put trouver aucune lésion organique dans les autres
appareils pour expliquer l'état de cachexie avancée que présentait la malade, et on crut pouvoir la rattacher, sans être
pleinement satisfait de cette explication, à la grande misère
qu'avait subie cette femme.

On ordonna un lavement pour combattre la constipation;
bouillons, potage, lichen, sirop de quinquina; tisane de co-
lombo; une potion avec extrait de quinquina et hypophos-
phite de soude, de chaque 1 gramme.

Pendant les premiers jours qui suivirent l'entrée de la malade à l'hôpital, il n'y eut rien à noter de plus que les symptômes déjà indiqués : inappétence, insomnie, fièvre, frissons
irréguliers.

Le sixième jour, la malade, qui jusqu'alors ne nous en avait
parlé que vaguement, accusa des douleurs dans la région lombaire gauche; pressée par nos questions, elle nous donna les
détails suivants : elle nous dit que depuis cinq mois elle éprouvait des douleurs lombaires, que ces douleurs, d'abord à siége
mal déteminé, plus prononcé à droite qu'à gauche, s'étaient
définitivement fixées dans le flanc gauche depuis deux mois
environ. Ces douleurs, d'abord sourdes, gravatives, étaient devenues plus vives, lancinantes, en même temps que le frisson
se répétait périodiquement. A diverses reprises même, ces
douleurs avaient été assez fortes pour causer à la malade
une certaine agitation et pour lui faire pousser des cris, sans
paraître toutefois être jamais accompagnées de cette an-
xiété extrème, de cette jactation qui caractérisent la colique
néphrétique, sans non plus avoir été suivies de vomissements.
La malade nous dit bien avoir vomi deux ou trois fois (depuis
son entrée elle a vomi une fois, mais ces vomissements n'a-

vaient jamais coïncidé avec les crises de douleurs que l'on avait tout d'abord été tenté de rattacher à des coliques néphrétiques. Ainsi frissons irréguliers, de plus en plus rapprochés; fièvres; douleurs lombaires vives, gravatives, lancinantes, tels sont les nouveaux renseignements que nous donne cette femme quelques jours après son entrée dans les salles; et si jusqu'alors elle n'en avait pas fait mention, c'est que probablement les douleurs étaient moins aiguës; d'ailleurs la malade, très-affaiblie et présentant une extrême excitation nerveuse, se prêtait difficilement à l'examen.

Dès ce moment nottre attention fut concentrée sur la région lombaire gauche, nous pûmes y constater une voussure qui depuis est devenue de plus en plus considérable, embrassant tout l'espace compris entre les dernières côtes et la crête iliaque, s'avançant en avant jusqu'à trois ou quatre travers de doigt de la ligne blanche. Cette voussure était le siége d'une légère teinte rosée, était sensible à la pression, conservait l'empreinte des draps et du doigt qui l'avait comprimée quelques instants; depuis on pouvait y percevoir une sensation de mollesse élastique plutôt qu'une véritable fluctuation.

L'ensemble de ces symptômes, coloration rosée, sensibilité à la pression, œdème, fluctuation, douleurs fixes datant de deux mois environ dans cette région, fièvre rémittente, à frissons irréguliers, ne permirent plus de douter qu'il n'y eût dans le flanc gauche un abcès profond que l'on pensa être un phlegmon périnéphrétique, en l'absence de signes fournis par les urines et par l'ensemble des fonctions urinaires. On pensa à un abcès périnéphrétique primitif de cause non déterminée.

Le 21. M. Gueneau de Mussy fit appliquer à la partie postérieure du flanc gauche une traînée transversale de 8 centimètres de pâte de Vienne, maintenue pendant vingt minutes, et assez épaisse pour comprendre dans l'eschare la peau et une partie du tissu cellulaire. Trois jours après on fit l'incision de l'eschare dans toute son épaisseur; puis les fibres musculaires furent écartées à l'aide de la sonde cannelée pour éviter plus sûrement de blesser les artères lombaires. Il s'écoula pendant cette opération une très-grande quantité de liquide séreux mêlé de pus et d'un peu de saug. Le liquide qui s'écoula ne présentait pas d'odeur urineuse; néanmoins, pour compléter le diagnostic, M. Gueneau de Mussy pria M. Chatin d'en faire l'analyse chimique; on reconnut que ce n'était pas de l'urine, puisqu'il ne renfermait pas d'urée.

Afin d'empêcher la plaie de se fermer, on introduisit jusque dans le fond du foyer une mèche, et on appliqua des cataplasmes.

L'incision de l'abcès amena un grand soulagement chez la malade, les frissons ne reparurent plus; les douleurs cessèrent, la fièvre diminua. Pendant les quinze jours suivants il s'écoula par la plaie ce même liquide séreux en assez grande abondance.

A cause même de ce liquide séreux, M. Gueneau de Mussy se demanda s'il n'y avait pas là un kyste séreux du rein, et cette hypothèse sembla devoir se confirmer encore davantage les jours suivants. En effet, lorsque la plaie ne donnait plus issue qu'à très-peu de liquide séro-purulent, on remarqua qu'en palpant le flanc par sa partie antérieure, on percevait une fluctuation assez superficielle qui paraissait limitée dans une poche qui avait le volume du poing, comme si le rein gauche eût été le siége du kyste multiple, et que l'un d'eux eût provoqué un abcès périnéphrétique.

M. le professeur Laugier, appelé en consultation près de cette malade, partagea cette opinion.

Cette tumeur n'était pas douloureuse à la pression, et remontait presque jusque dans les fausses côtes. Depuis plusieurs jours la malade est tombée dans un état de marasme inquiétant; elle ne souffre pas davantage, mais elle est d'une grande faiblesse. — Bouillons, potages, potion avec extrait de quinquina.

L'écoulement du liquide n'a été très-abondant que quatre ou cinq jours, puis il s'est transformé en un suintement séro-purulent non fétide, ne présentant pas l'odeur urineuse. La plaie est belle, rosée, commence même à se rétrécir; on introduit toujours des mèches. A aucune époque la malade n'a rendu de pus par les urines; l'urine semble avoir conservé ses qualités normales, et la malade nous dit qu'elle ne s'est jamais aperçue qu'elle urinait moins.

5 mai. La fièvre, qui était tombé depuis l'opération, reparaît; la peau est chaude, sèche; la langue se couvre de fuliginosités; le pouls bat 128 pulsations par minute, pas de frisson.

L'examen de la poitrine ne fait rien découvrir qui puisse expliquer cet état alarmant; la face a très-bon aspect, la sérosité qui s'en écoule est plus louche que les jours précédents, et contient du pus; la respiration est accélérée; insomnie, diarrhée que l'on combat par le diascordium; la tumeur que l'on sent dans le flanc semble augmenter de volume et devenir plus superficielle.

Le 6. Il n'y a pas de délire; facies très-altéré, langue sèche; inappétence, pas de vomissements véritables, grande sécheresse de la peau; amaigrissement plus considérable; la malade est abattue pendant le jour; il y a des rêvasseries la nuit.

La malade meurt, le 6 mai, à six heures du soir, quinze jours après l'opération.

Autopsie le 8 mai à sept heures du matin, trente-sept heures après la mort.

On incise la paroi abdominale et on constate de suite, avant de déplacer les organes, que le grand épiploon recouvre les intestins et adhère à la partie gauche de la paroi abdominale. L'estomac et la rate occupent leurs positions normales; l'extrémité gauche du côlon transverse et le côlon descendant adhèrent intimement à la paroi abdominale, ainsi que le grand cul-de-sac de l'estomac; la rate et le pancréas sont unis entre eux par des tractus celluleux lâches. On ouvre la cavité du grand épiploon, et l'on déchire les deux feuillets postérieurs qui la limitent en arrière; après avoir lié le gros intestin, ou plutôt le côlon descendant au-dessus et au-dessous de la portion adhérente à la paroi abdominale, et qui semble recouvrir le rein gauche, on rejette en dehors et du côté droit la

masse des intestins; on enlève la rate et l'estomac, après avoir
posé une ligature au niveau du cardia; alors on aperçoit une
masse oblongue, volumineuse, remplissant le flanc et l'hypochondre gauche, et s'étendant depuis le bord de la crête iliaque jusqu'à la face inférieure du diaphragme; limitée en dedans par la colonne vertébrale et l'aorte à laquelle elle adhère,
en dehors, attachée à la paroi latérale de l'abdomen. Cette
masse est molle et fluctuante, et sa paroi antérieure est assez
épaisse; dans sa moitié supérieure on reconnaît une dépres-
sion sur laquelle reposait la rate; cette tumeur est placée en
dehors du péritoine qui passe à sa surface. En cet endroit, le
péritoine est doublé d'une couche épaisse, dense, qui ferme
la paroi antérieure de la poche; dès le commencement de la
dissection, en déchirant les adhérences que les anses intestinales avaient contractées avec la tumeur, on avait ouvert une
poche de laquelle s'était écoulé du pus en assez grande quantité; cette poche est située au niveau de l'extrémité inférieure
du rein; mais, lors de l'ouverture de la cavité abdominale, on
avait reconnu qu'il n'y avait pas trace de péritonite ni d'épanchement d'aucune nature dans le péritoine; par un doigt introduit dans l'ouverture faite à la paroi lombaire, on put s'assurer que la cavité qui avait fourni le pus séreux pendant la
vie ne communiquait pas avec celle d'où sortait le pus pendant
l'autopsie; le doigt pénétrait dans une vaste cavité remontant
dans l'hypochondre et descendant plus bas que le bord de la
crête iliaque, c'est-à-dire dans la fosse de ce nom.

Par une dissection attentive et laborieuse, on put, en déchirant les adhérences plutôt avec le doigt qu'avec le bistouri,
isoler la tumeur et la circonscrire dans toute son étendue. On
suivit l'uretère depuis la cavité du petit bassin jusqu'à quelque distance du bassinet; on isola la tumeur en haut, ce qu'on
ne put faire qu'en enlevant une partie du diaphragme correspondant à la partie du péritoine qui recouvrait la tumeur, ou
l'isola aussi en dehors de ses adhérences avec la paroi abdominale, puis en bas où elles étaient moindres. En cet endroit,
en détachant les adhérences qui reliaient la tumeur à la partie

supérieure de la fosse iliaque, on tomba dans la poche, dont l'ouverture était à la région lombaire. Cette poche était grande et avait les limites indiquées plus haut; sa face postérieure est formée par les muscles de la paroi abdominale, par le psoas iliaque, par le carré lombaire, et le transverse de l'abdomen, dont les fibres musculaires sont à nu et dans un état de macération avancée et de décomposition putride; les fibres musculaires, que l'on voit à nu, ont une couleur bleuâtre, verdâtre caractéristique et sont disséquées, ainsi que les branches nerveuses du plexus lombaire qui se rendent dans l'épaisseur de ces muscles.

En examinant la tumeur, une fois enlevée de l'admomen, on reconnaît qu'elle est revêtue en avant par une enveloppe dure, dense, épaisse qui est constituée par la membrane fibreuse du rein, revêtue par le péritoine. Cette membrane est considérablement épaissie par des dépôts fibrineux qui ont lieu à sa face interne. Cette enveloppe est détaché de cet organe dans sa plus grande étendue; elle forme même à l'extrémité du rein une poche pleine de pus; c'est celle qui fut ouverte pendant l'autopsie; elle a environ le volume d'un œuf de poule. Dans les points où cette enveloppe épaissie n'adhère pas à la substance corticale du rein, on constate la présence de dépôts purulents qui entourent complétement l'organe: le parenchyme du rein est très-ramolli; il a une consistance spongieuse; pour peu qu'on le presse un peu, on voit sortir du pus par une foule d'endroits de la substance corticale; si on coupe l'organe dans son plus grand diamètre, on voit que les calices et le bassinet sont remplis de pus. La substance tubuleuse, qu'on reconnaît encore à la forme des pyramides de Malpighi, et la substance corticale sont criblées de petits foyers purulents; les uns, de la grosseur d'un grain de millet, sont entourés d'un cercle rouge dû à la congestion du tissu rénal; les autres, plus volumineux, donnent lieu à un écoulement de pus assez abondant sous la moindre pression; ces abcès, éparpillés dans tout le parenchyme rénal, contiennent un pus blanchâtre, peu odorant en partie ramassé en foyer, en partie infiltré dans le tissu. Le foyer, ouvert à l'intérieur, est un de ces foyers plus grand que les autres et plus superficiel.

En introduisant un stylet dans l'uretère par le bassinet, on est arrêté à 3 ou 4 cent. de son origine, par la présence d'un calcul assez gros que l'on sent très-bien en promenant les doigts le long de l'uretère. Ce calcul a obstrué complétement le passage de l'urine dans l'uretère ; on reconnaît aussi que le calcul, qui est triangulaire et irrégulier, a amené une ulcération et une perforation de l'uretère par laquelle l'urine et le pus, contenus dans le rein , ont pu s'écouler dans le tissu cellulaire périnéphrétique. On peut, par une légère pression, faire suinter une gouttelette de pus du sommet des pyramides ; il y a à leur sommet une injection vive.

La présence du calcul dans l'uretère et l'existence de l'ulcération expliquent facilement la production du phlegmon périnéphrétique pendant la vie; par cette ouverture le pus et l'urine ont envahi le tissu cellulaire périnéphrétique et ont par leur présence amené l'inflammation.

Le rein droit était complétement atrophié; il est réduit à moins d'un quart de son volume normal ; il a une couleur ardoisée, et c'est à peine si, après l'avoir incisé, on peut trouver trace des pyramides de Malpighi. Le calcul, trouvé dans l'uretère gauche, pesait 0,55 centigrammes ; il était formé de phosphate ammoniaco-magnésien et de quelques sels alcalins; il ne renfermait pas de traces d'acide urique.

Cette observation est intéressante à plus d'un point de vue; nous voyons en effet que le point de départ de la maladie est l'arrêt d'un calcul dans l'uretère gauche. Le calcul oblitère ce canal; par suite, il y a arrêt de l'urine, qui reste enfermée dans le rein; or l'accumulation de ce liquide dans l'organe sécréteur suffit, dans certains cas, pour déterminer la fonte purulente de tout le rein. Je pourrais citer beaucoup d'observations à l'appui de cette assertion. M. le professeur Rayer en a réuni un grand nombre dans son ouvrage *Maladies des reins*, à l'article *Pyélite* et *Pyélo-néphrite*. Le rein tend à se transformer en une coque dure et épaisse, et, petit à petit, les substances tubuleuse et corticale se détruisent complétement; le rein n'est plus qu'une loge renfermant du pus et de l'urine. A mesure que se transforme le rein, il s'entoure pour ainsi dire d'une enveloppe à parois épaisses formée de produits pseudo-membraneux et du tissu cellulaire périnéphrétique induré. Le péritoine qui passe à la face antérieure du rein se double pour ainsi dire de fausses membranes et d'une couche de tissu cellulaire lardacé; ce qui explique la rareté des fistules rénales péritonéales; cependant, si ces fistules surviennent, comme M. le professeur Rayer en cite un cas dans sa pratique, il s'ensuit le plus souvent une péritonite mortelle.

Dans cette observation, il y a eu un commencement de transformation du rein, puisque nous avons trouvé du pus remplissant toutes les cavités de l'organe s'infiltrant dans son parenchyme, et ayant déjà formé des abcès volumineux à la périphérie sous la membrane fibreuse. Mais il y a eu, par suite de l'ulcération du canal de l'uretère, issue du pus et de l'urine, qui se sont infiltrés dans le tissu cellulaire voisin, et qui ont alors déterminé cette suppuration considérable qui a constitué le phlegmon périnéphrétique ouvert pendant la vie de la malade. Cette observation nous montre encore combien les maladies du rein même les plus graves, par exemple l'arrêt d'un calcul dans l'uretère et le bassinet, déterminent des symptômes peu accusés, en sorte que l'attention du praticien peut ne pas être attirée du côté de l'appareil rénal, si ce n'est quand il y a une tuméfaction dans la région lombaire. Nous étudierons cette question d'une manière plus étendue à propos des symptômes et du diagnostic.

Outre les affections calculeuses et inflammatoires des reins : «on a vu, dit M. Rayer (1), les kystes acéphalocystiques des reins, ou du moins des kystes acéphalocystiques développés dans les régions rénales, s'enflammer et s'ouvrir par une fistule aux lombes. »

Il peut se former dans la région du flanc et dans le tissu cellulaire périnéphrétique des kystes acéphalocystiques qui proéminent du côté de la région lombaire ; ces tumeurs ouvertes peuvent donner issue aux hydatides seules, comme on le voit dans l'obs. IX du *Traité des maladies des reins*, par M. Rayer ; ou bien en même temps que sortent les hydatides, il s'écoule aussi du pus provenant probablement d'un abcès lombaire formé par suite de la présence de la poche acéphalocystique. C'est ce que nous trouvons dans l'observation suivante, rapportée par M. le professeur Rayer à la suite de celle que nous venons de mentionner à la page 579(2) de son ouvrage:

---

(1) *Traité des maladies des reins : kystes acéphalocystiques des reins*, p. 551, t. III.

(2) Rayer. *Maladies des reins, kystes acéphalocystiques*, t. III, p. 578-579.

Un homme, âgé de 68 ans, était sujet à des douleurs de rhumatisme vagues, qui, depuis quatre ou cinq ans, s'étaient fixées dans la cuisse et la jambe gauche. Il jouissait, à cel près, d'une bonne santé, lorsqu'il lui survint à l'aine gauche un gonflement du volume d'une noix, qui disparaissait et reparaissait alternativement. Au bout de quelques années ce gonflement avait acquis un volume considérable et était accompagné de douleurs profondes qui répondaient dans la région lombaire gauche ; mais ensuite il disparut en peu de jours, et fut remplacé par un large abcès dans la région lombaire, qui s'ouvrit spontanément après avoir causé, pendant environ un mois, une grande gêne et de vives douleurs. Il en sortit une énorme quantité de pus de bonne qualité, au milieu duquel on distingua six petites vessies de forme arrondie et de diverses grosseurs ; les moindres avaient le volume d'un grain de raisin, et les plus grosses égalaient un œuf. Elles étaient formées par une membrane assez forte, lisse à l'intérieur, inégale et floconneuse à l'extérieur ; on les écrasait avec peine entre les doigts, et on en faisait sortir un liquide aqueux, incolore. Le lendemain et les jours suivants, chaque fois qu'on renouvelai l'appareil, il sortit encore une multitude de ces vessies, et une grande quantité d'une matière albumino-gélatineuse semblable à la râclure que donne le cuir des tanneurs. Au bout de quelques jours on observa que le liquide qu'elles renfermaient avait perdu sa transparence, et qu'il exhalait une odeur très-forte d'œuf pourri. On fit quelques injections de miel rosat, et on appliqua sur l'ouverture un plumasseau enduit de baume d'Arcœus. Ce pansement fut continué jusqu'à parfaite guérison, c'est-à-dire pendant un mois et demi.

On peut rapprocher de ce fait le suivant, que nous trouvons rapporté dans la thèse de notre excellent ami le Dr Béraud, sur les hydatides du rein (1) :

M. X...., âgé de 45 ans, cafetier, éprouvait depuis sept ans,

---

(1) Thèse. *Des Hydatides des reins.* Paris, 1861.

dans la région lombaire, une douleur qui parut de nature rhumatismale, et pour laquelle il prenait des bains de vapeur. Au commencement d'octobre 1859, cette douleur devint plus vive, et un bain de vapeur l'augmenta encore. Bientôt une tumeur se forma dans la région lombaire droite. M. le Dr Ameuille fit appliquer des sangsues. M. X... ne fut pas soulagé ; peu à peu la tumeur acquit un volume considérable, et devint parfaitement fluctuante. M. Ameuille crut à un abcès froid, ce qui fut aussi le diagnostic de M. Boinet, appelé en consultation auprès du malade. Une ponction fut décidée, et M. Boinet la pratiqua le 15 décembre. Il sortit environ un demi-litre de pus, la poche fut lavée et une injection d'iode fut faite. La tumeur se reproduisit en peu de temps. M. Boinet pratiqua une nouvelle ponction ; il fut assez surpris de voir sortir de la canule un liquide très-limpide. Il n'hésita pas à reconnaître que l'instrument était engagé dans une vésicule hydatique, et qu'il avait affaire à un kyste hydatique suppuré. Il incisa largement, il tira au moins un demi-litre de vésicules de toutes les dimensions ; il fit une injection d'eau tiède pour laver la poche, et après, une injection iodée à laquelle il revint plusieurs fois. Cependant la guérison se faisait attendre, la plaie ne se fermait pas ; alors M. Boinet soupçonna qu'il y avait des hydatides placées plus profondément, dont la présence entretenait la suppuration, et il était d'avis d'inciser la couche musculaire. M. Velpeau vit le malade et fut du même avis. Les muscles superficiels ayant été divisés, un grand nombre d'hydatides s'échappèrent. M. Boinet crut d'abord que le kyste était situé dans le rein ; mais, après l'avoir vidé, il acquit la certitude qu'il était placé en dehors des aponévroses profondes du muscle transverse. Jamais le pus ne parut mélangé d'urine, jamais il ne présenta l'odeur urineuse.

Nous trouvons dans Chopart la phrase suivante : « Les vers des reins peuvent causer des accidents fâcheux et la mort. S'ils ne glissent pas dans la vessie ils ulcèrent la substance du rein ; ils la détruisent ; ils occasionnent des douleurs aiguës, rendent les urines troubles, sanguinolentes, excitent des mouvements convulsifs et d'autres accidents vermineux, comme l'amaigrissement, la soif ardente, le dévoiement ; mais, en ulcérant le rein, ils peuvent percer la membrane externe et se porter dans le tissu adipeux, où ils causent l'inflammation et un abcès. » Et à l'appui de ce qu'il vient d'avancer, Chopart cite le fait suivant, rapporté par M. Moublet, chirurgien de l'hôpital de Tarascon.

Ce chirurgien avait taillé avec succès un enfant de 5 ans, et lui avait extrait une grosse pierre. Quatre années après il fut encore appelé pour ce même enfant, qui n'avait pas uriné depuis vingt-quatre heures, qui avait le hoquet, des vomissements, de la fièvre, et qui se plaignait d'une douleur vive, avec élancements à la région lombaire du côté droit. Il le sonda : l'urine qui s'écoula fut trouble et en petite quantité ; elle déposa un sédiment épais. Il prescrivit des fomentations émollientes sur le ventre, des lavements, des boissons adoucissantes , et le saigna deux fois dans l'espace de six heures. Le lendemain les accidents furent plus vifs. Le malade était inquiet, brûlant, altéré ; il avait le pouls concentré, des coliques très-fortes ; il rendit des urines rouges, briquetées et en petite quantité. La région lombaire était tendue et la peau rouge. On réitéra la saignée et les autres remèdes, excepté qu'on appliqua sur les lombes un cataplasme anodin. Vers le dixième jour, M. Moublet sentit un amas de pus à la région lombaire ; la fluctuation était lente et profonde. L'enfant avait moins de fièvre, il urinait sans peine, le ventre s'était amolli. On appliqua un cataplasme maturatif sur la tumeur lombaire qui était moins tendue. Le lendemain, la fluctuation de l'abcès paraissant plus sensible, M. Moublet se détermina à l'ouvrir : il y fit une incision profonde d'environ deux travers de doigt, sans qu'il sortît de pus; mais, portant le doigt dans le fond de la plaie, et sentant l'ondulation du pus, il y enfonça le bistouri; alors il sortit un jet de pus mêlé de sang; il agrandit l'ouverture du côté des vertèbres, ce qui procura une grande évacuation purulente. Le malade pansé se trouva soulagé. La suppuration fut très-abondante pendant douze jours; ensuite elle diminua. Deux mois après il ne suintait qu'une humeur fétide, tantôt jaunâtre, tantôt verdâtre; les chairs étaient molles, fongueuses comme dans un ulcère sanieux. Cependant, après l'usage d'injections détersives, cet ulcère se cicatrisa. M. Moublet vit l'enfant quelques mois après. Il remarqua que la cicatrice était molle, gonflée, que les parties voisines étaient tendues et douloureuses. Cet enfant n'avait pas uriné la veille; il se plaignait de tiraillements et de déchirements dans le ventre, et surtout aux lombes; il avait des mouvements convulsifs; ses extrémités étaient froides. M. Moublet incisa la cicatrice; il s'écoula du pus, et les accidents cessèrent. Cet ulcère se ferma et les douleurs recommencèrent. On fut obligé de le rouvrir et il resta fistuleux. Les urines, dont le cours était souvent interrompu, paraissaient quelquefois purulentes et toujours chargées de mucosités filandreuses. La persévérance de la fistule et des douleurs aiguës vers le rein donnèrent lieu à des recherches plus exactes avec la sonde, pour juger si cet ulcère n'était pas entretenu par une fièvre. Mais M. Moublet n'en trouva pas. Enfin la mère de cet enfant vit un ver remuer dans cette fistule, qui durait depuis trois ans. Elle le tira vivant et le conserva pour le montrer à M. Moublet, qui, le jour même, en vit un autre également en vie, mais plus petit; ce ver avait 4 pouces de long, et était de la grosseur d'une plume. On maintint la fistule ouverte; deux jours après l'enfant ne put uriner; on observa, pour la première fois, qu'il avait la vessie gonflée et tendue. M. Moublet, ne pouvant parvenir à y introduire la sonde, injecta dans l'urèthre de l'huile pour faciliter la sortie du gravier qu'il soupçonnait intercepter le passage de la sonde et de l'urine. Le malade fut mis dans le bain; mais il eut bientôt des mouvements convulsifs qui obligèrent de l'en retirer. M. Moublet, voulant encore le sonder, aperçut au bout de l'urèthre un corps étranger qu'il saisit avec des pinces. C'était un ver en vie qu'il tira facilement. Il avait la même figure et la même longueur que le premier sorti de la fistule. La nuit suivante l'enfant en rendit un autre semblable par l'urèthre. Ces quatre vers sortis, il n'en parut plus. Les urines coulèrent sans douleur, sans peine, et chargées de filaments comme membraneux. Tous les symptômes disparurent : la fistule lombaire se cicatrisa dans l'espace d'un mois. L'enfant a repris ses forces, a recouvré son embonpoint; il jouissait d'une santé parfaite depuis cinq ans, lorsque M. Moublet communiqua cette observation.

« La longueur considérable des vers sortis par la fistule lombaire de cet enfant, leur grosseur, annoncent qu'ils étaient une espèce de strongles qui se trouvent souvent dans les intestins, quelquefois dans le tissu cellulaire et presque jamais dans les reins humains. Plusieurs faits apprennent que des vers de cette nature et des ascarides produisent à l'une des régions du ventre des abcès, dont les premiers symptômes ne diffèrent guère de ceux accusés par cet enfant. Il y aurait donc lieu de penser que les vers sortis par la fistule lombaire venaient plutôt d'un intestin ou du tissu cellulaire que du rein. Quant à ceux que l'enfant rendit par l'urèthre, n'était-ce pas des concrétions lymphatiques : les urines glaireuses, filandreuses le font présumer (1). »

Les maladies des autres organes contenus dans la

----

(1) Rayer.

cavité abdominale, en dehors de l'appareil rénal, peuvent déterminer des inflammations du tissu cellulaire périnéphrétique. C'est ainsi que nous voyons que les perforations de l'intestin, et principalement du côlon ascendant et descendant, qui sont plus en rapport avec la région des flancs, déterminent des inflammations de cette région par suite de l'infiltration des matières fécales et des gaz dans le tissu cullulaire.

M. Rayer cite, à l'article *Périnéphrite*, un cas dans lequel une semblable perforation du côlon ascendant fut déterminée par une épingle que le malade avait avalée par mégarde ; des gaz, et plus tard des matières fécales séjournèrent dans le tissu cellulaire extra-péritonéal de la région lombaire droite, et il s'ensuivit un abcès très-considérable. Le malade succomba, quoique l'on eût ouvert l'abcès peu de temps après sa perforation. Ces abcès lombaires ne se terminent pas toujours d'une manière aussi funeste. Le Dr Schauffus rapporte qu'un homme, âgé de 40 ans, sujet à la constipation et ayant une hernie, fut atteint, après divers accidents, d'un abcès dans la région lombaire gauche. Cet abcès ayant été incisé, il s'en écoula 12 onces de pus fétide. Plus tard, il sortit de l'air par la plaie, et toujours après on entendait un gargouillement dans le ventre. Après être restée longtemps fistuleuse, la plaie se cicatrisa (1).

---

(1) Hufeland's, *Journal der praktischen Heilkunde*, Bd II, p. 286-292.

Nous trouvons dans Chopart (1) la narration d'un abcès périnéphrétique, dont la cause est assez remarquable et mérite d'être rapportée :

J'ai vu un homme à qui on avait amputé le testicule gauche qui commençait à devenir carcinomateux ; il n'éprouva aucun accident jusqu'au trente-deuxième jour de l'opération, qu'il eut un frisson considérable, et se plaignit pour la première fois de chaleur et d'élancements dans les reins. La plaie, dont la cicatrice s'achevait, devint pâle et sèche; la fièvre continua; le lendemain le ventre fut tendu ; le malade eut des nausées, fut très-agité pendant la nuit, et mourut le lendemain. J'assistai à l'ouverture de son corps. Il avait un abcès du tissu adipeux du rein gauche, le pus était séreux et fétide ; le tissu cellulaire des vaisseaux spermatiques était infiltré de la même matière; il parut aussi deux petits foyers de suppuration dans le bassin du même côté. Comme on avait compris tout le cordon spermatique dans l'anse de la ligature, pour arrêter l'hémorrhagie, au lieu de lier seulement l'artère spermatique, on pensa que cette ligature pouvait avoir donné lieu à cette suppuration, par l'irritation qu'elle avait causée dans le tissu cellulaire du bassin et des lombes de ce côté, et dont le malade avait donné des signes au moment où la ligature fut serrée, en se plaignant d'une douleur aiguë vers le rein gauche, laquelle a subsisté plusieurs heures. Toutes les autres parties du corps étaient saines.

Voici une autre observation de phlegmon périnéphrétique qui, à cause de son origine assez singulière et assez rare, mérite d'être rapportée. Le malade qui en fait le sujet est encore couché dans le

____

(1) *Traité des maladies des voies urinaires.* p. 126, t. I

service de M. le professeur Jobert de Lamballe. Il n'est pas guéri, mais son état n'inspire plus aucune inquiétude.

Obs V. — *Phlegmon périnéphrétique ; incision. Guérison.*

Le nommé H....., journalier, âgé de 52 ans, d'origine belge, entre le 11 juillet à l'Hôtel-Dieu. Il est envoyé dans le service de M. le professeur Grisolle; on reconnaît qu'il est atteint d'une affection chirurgicale et on le fait passer, au bout de deux jours, dans le service de M. le professeur Jobert de Lamballe, salle Saint-Côme, n° 3.

Ce malade raconte qu'il a toujours joui d'une bonne santé; il a eu, il y a plus de vingt ans, cinq blennorrhagies en l'espace de sept ans; depuis plusieurs années il s'aperçoit qu'il urine mal; son jet est mince, tendu; il est très-long avant de pouvoir uriner. Mais il ne s'est jamais préoccupé de son rétrécissement.

Il entra au commencement du mois de mai dernier à l'hôpital Beaujon, pour être traité d'une foulure du poignet. On s'aperçut, au temps qui lui était nécessaire pour uriner, qu'il avait un rétrécissement. On lui introduisit plusieurs sondes; enfin on lui en laissa une très-fine à demeure, pendant cinq jours. Comme, au bout de ce temps, il souffrait de la présence de la sonde, il l'enleva lui-même; le jour même il fut pris de fièvre intense accompagnée de frissons et de sueurs. On lui administra du sulfate de quinine. La fièvre tombée, il demanda son exeat et il quitta l'hôpital le 4 juin. Du 4 au 25 juin il reprit son travail; il se portait bien, mais il avait des douleurs en urinant, et urinait, a-t-il dit, de l'humeur; était-ce du pus? était-ce du mucus? On ne put le savoir; ses urines ne renfermèrent jamais de sang. Le 25 juin, il est repris de frissons; de fièvre, de douleurs dans la région rénale, et le 29 il retourna à l'hôpital Beaujon. Il y resta jusqu'au 7 juillet et demanda à sortir : pendant ce temps-là le malade ne fut soumis à aucun traitement; enfin le 11 juillet il entra à l'Hôtel-Dieu. Voici l'état de ce malade à son entrée dans la salle Saint-Côme : douleurs vives dans la région lombaire du côté droit, douleurs s'exaspérant par la pression, par les mouvements du malade; tuméfaction manifeste dans cette région; œdème s'étendant même sur la partie supérieure de la fesse et sur la crête iliaque, fluctuation profonde. A la palpation de la paroi latérale de l'abdomen on ne sent aucune tumeur, même en déprimant profondément; le malade n'accuse même pas de douleurs ; pas de rétraction du membre inférieur droit. Les urines sont normales ; le malade a de la fièvre, de la céphalalgie et de la constipation.

Le jeudi 16 juillet, M. le professeur Jobert de Lamballe pratiqua dans la région lombaire, à environ trois travers de doigt de la colonne vertébrale, une incision verticale de 7 à 8 centimètres de longueur; incision profonde faite couche par couche, jusqu'au foyer qui est ouvert sur la sonde cannelée; à ce moment, il sort de la plaie un flot de pus bien lié, sans odeur, et veiné de sang provenant de la plaie. Le pus s'écoule de lui-même ; le malade éprouve un grand soulagement, et dès ce jour la fièvre tombe; il peut se déplacer plus facilement dans son lit; on place une mèche de charpie dans la plaie, pour empêcher les lèvres de s'agglutiner. Le doigt, introduit dans la plaie, pénètre à une grande profondeur avant d'arriver dans le foyer qui doit exister, selon toute probabilité, derrière le rein droit.

Les jours suivants le malade continue à aller de mieux en mieux; l'appétit commença à revenir au bout de plusieurs jours, quand la constipation eut cédé naturellement. Le pus qui s'écoule de la plaie est abondant et de bonne nature, la plaie est belle et les douleurs ont cessé. On lave les téguments voisins et la plaie elle-même avec un mélange de vin aromatique et d'eau-de-vie camphrée. Au bout de quinze jours, on fait une injection avec de la teinture d'iode pure.

Ce malade, que nous avons vu ces jours-ci, va très-bien ; il dort bien, il mange avec appétit, il urine bien, et ses garde-robes sont redevenues régulières. Les douleurs ont complétement cessé ; il se couche facilement sur le côté malade ; la plaie se rétrécit lentement et graduellement vers les bords ; le pus diminue de quantité, et tout fait espérer que dans quelques jours ce malade sera complétement guéri.

SYMPTÔMES.

Les phlegmons périnéphrétiques donnent lieu à des symptômes qui, dans la plupart des cas, seront suffisants pour faire connaître l'existence de la maladie.

Nous avons vu dans le chapitre des causes que l'inflammation du tissu cellulaire périnéphrétique peut succéder soit à des blessures de la région lombaire ou du rein lui-même, ou bien survenir dans le cours de fièvres graves ; dans ce cas, l'inflammation débute le plus souvent promptement après la cause qui lui a donné naissance, et, d'après l'ensemble des symptômes, on peut arriver à diagnostiquer facilement l'existence d'un foyer purulent dans la région lombaire.

Mais nous avons aussi rapporté plusieurs observations de phlegmons consécutifs à une maladie antérieure et ancienne du rein, principalement à l'existence de calculs du bassinet ou de l'uretère, ayant produit une fistule rénale. Dans ces cas, les phénomènes inflammatoires sont plus lents à se développer, sont moins nets et se confondent pour ainsi dire avec les symptômes de l'affection préexistante ; alors le diagnostic sera plus difficile, mais cependant on pourra constater quelques-uns des signes de l'in-

flammation primitive du tissu cellulaire périnéphrétique, et on pourra toujours ainsi arriver à un diagnostic certain. D'autres fois la maladie qui a donné
naissance à la périnéphrite a déterminé peu de signes
locaux, a passé pour ainsi dire inaperçue, et ce sont
alors les symptômes aigus qui révèlent à la fois et
l'affection primitive et les lésions consécutives. Aussi
il nous semble que ce sont les symptômes qui accompagnent l'inflammation du tissu cellulaire qui sont
les plus importants, ceux qui mettent sur la voie
dans la recherche de la maladie et de ses causes, et
qui doivent être décrits avec le plus de soin.

Dès que, par une cause quelconque, l'inflammation se porte sur le tissu cellulaire si abondant de la
région lombaire, le premier symptôme que ressent
le malade est une douleur d'abord sourde, profonde,
c'est plutôt une gêne, une pesanteur résidant dans
cette région ; le malade se plaint de maux de reins.
Cette gêne augmente avec les mouvements du tronc,
dans les efforts du malade pour se lever, marcher ou
changer de position dans son lit ; cette douleur n'a
pas au commencement de la maladie un siége fixe,
bien précis, elle réside dans les reins et change quelquefois de côté, se portant tantôt à droite, tantôt à
gauche, comme chez un malade qu'il nous a été
donné d'examiner dernièrement dans le service de
M. Lasègue, à l'hôpital Necker. Ce malade nous a
dit souffrir tantôt d'un côté, tantôt de l'autre, quelquefois des deux à la fois. Cette mobilité de la douleur peut, à cette période de la maladie, donner le
change sur la véritable signification qu'on doit don-

ner à ce signe. Cette douleur est aggravée, avons-
nous dit, par les mouvements du malade ; elle l'est
aussi par la pression sur la région lombaire, soit
qu'on l'exerce en arrière ou en avant en déprimant
profondément le flanc ; on peut encore la déterminer
en saisissant la région tout entière par une main
passée sous le malade et par une autre appliquée sur
l'hypochondre. A une période plus avancée, cette
douleur augmente d'intensité à mesure que le mal
fait des progrès. Elle devient lancinante, pongitive,
continue, en s'exaspérant par moments d'elle-même,
soit dans les efforts du malade pour tousser ou aller
à la selle. Elle s'accroît aussi par la percussion que
l'on pratique sur la région pour reconnaître les limites de la phlegmasie. Cette douleur se limite dans
la partie du flanc, un peu en dehors de la masse sacro-
lombaire, et ne s'irradie pas du côté des organes gé-
nitaux ; elle ne s'accompagne pas de rétraction du
testicule, quand l'inflammation s'est primitivement
développée dans le tissu cellulaire périnéphrétique.
Ce symptôme a pu cependant exister, mais alors il
doit attirer l'attention sur l'existence probable de
calculs rénaux. La douleur que nous venons de dé-
crire s'explique bien par la compression des nerfs du
plexus lombaire et des nerfs qui émanent des côtés
de la moelle épinière pour se rendre dans l'épaisseur
des muscles transverse, carré lombaire, etc. ; dans
les autopsies que nous avons pratiquées, ces nerfs
étaient disséqués et en contact direct avec le pus,
les muscles étaient transformés en un putrilage ver-

dâtre, les fibres musculaires n'étaient plus recon-
naissables et cédaient sous la moindre traction.

On ne peut pas cependant s'empêcher d'être
frappé du peu de douleurs que déterminent quelquefois la présence de calculs dans le rein et les uretères, et les lésions si graves qui en résultent. La
malade qui fait le sujet de notre observation 4,
prise à l'Hôtel-Dieu, dans le service de M. Gueneau
de Mussy, en est une preuve ; cette femme avait ressenti, a-t-elle dit, des douleurs dans la région des
reins, mais ces douleurs n'avaient jamais été excessives ; elles étaient supportables ; cependant on trouva
le rein infiltré de pus dans toute l'étendue de son
parenchyme ; un calcul était arrêté dans l'uretère,
qu'il avait ulcéré. Nous trouvons dans l'ouvrage de
M. professeur Rayer cette phrase :

« On cite un certain nombre de cas dans lesquels
les malades ne se sont pas plaints de douleurs
dans la région des reins (*Pyélites calculeuses latentes*) ; » puis au bas de la même page cette note : « On
lit même dans Baglivi (1) : «Sunt qui calculum ha-
«bent in renibus, nec ullum iisdem dolorem parit,
«quod in duobus observavi, Bononiæ scilicet et Pata-
«vii, quorum cadaveribus dissectis ingentes calculos
«in renibus vidimus, nec ullis ante vexati fuerant
«renum doloribus. »

Houlier (2) avait fait une observation semblable :

---

(1) *Opera, praxeos medic.*, lib. I, p. 118.
(2) *Prax.*, cap. *de Hydrope*.

« In dissecto cadavere observavi renem sinistrum ab-
« sumptum et vomica plenum, dextrum autem cal-
« culo obsessum, et tamen æger non dolebat de cal-
« culo. »

Ant. Pozzi (1) parle d'un homme dont le rein droit,
gros comme la tête d'un enfant de 2 ans, et pesant
2 livres et demie, contenait un calcul dont la pointe
avait traversé les parois du rein et occasionné la gangrène et un abcès profond ; l'autre rein contenait au
moins cent petits calculs. «Sed quod mirum est, dit
« Pozzi, toto tempore vitæ nunquam conquestus est
« de doloribus nephreticis, calculis, urinis sabulosis
« aut difficulter, vel diminute fluentibus. » Ces passages sont puisés dans l'ouvrage de M. le professeur
Rayer sur la *Pyélite calculeuse* (2).

La fièvre a presque toujours débuté par un frisson
initial, dont l'intensité est quelquefois extrême ; sensation de chair de poule sur tout le corps, claque-
ment de dents, dont la durée est variable ; céphalalgie intense ; puis la fièvre s'allume, et une réaction
générale survient ; la peau est chaude, brûlante, le
pouls plein, vibrant ; les yeux sont brillants, vifs ; la
parole est saccadée ; cette fièvre peut ainsi durer
plusieurs jours de suite, ou bien, après avoir duré
plusieurs heures, elle fait place à un stade de sueurs
qui semble apporter quelques soulagements au malade. Cet accès franchement intermittent peut reve-

---

(1) *Miscel. nat. cur.*, dec. I, an IV, obs. 29.
(2) Rayer, *Pyélite calculeuse, mal des reins,* t. III, p. 34 et 35.

nir plusieurs fois par jour, ou tous les jours, pendant assez longtemps; ce qui pourrait en imposer pour une fièvre intermittente essentielle, si on n'avait pas les symptômes locaux qui éclairent sur la véritable nature de la maladie. Ces débuts franchement intermittents ont été constatés dans presque toutes les observations; il en est de la périnéphrite suppurée comme de toutes les inflammations suppuratives graves ou étendues, qui sont presque toujours accompagnées de ces signes caractéristiques de la formation du pus.

Presque en même temps que la fièvre s'allume et que se fixe la douleur, le malade sent la région lombaire se tuméfier; cette partie lui semble plus lourde; le médecin constate facilement une tuméfaction d'abord peu considérable, qui augmente de jour en jour, et qui est très-manifeste quand le malade est assis sur son séant, ou quand il est debout. On voit alors le côté malade s'arrondir et saillir plus que le côté qui n'est pas le siége de douleurs. La palpation vient corroborer ce signe important. En même temps, la main constate une différence notable de température entre les deux côtés de la région lombaire. Cette saillie du flanc en arrière est bien plus marquée, quand le malade est assis sur son séant, que la saillie qui se forme en avant, quand le malade est couché horizontalement sur le dos. Cela s'explique facilement par le siége de l'inflammation. C'est en effet en arrière, à la face postérieure du rein, dans l'atmosphère cellulograisseuse, si abondante en cet endroit, que le pus tend à se former, et non en avant de l'organe sécréteur de l'urine. Aussi les tumeurs de la région rénale qui proéminent du côté de l'abdomen doivent être plutôt rapportées à un kyste ou à un abcès du rein lui-même.

Cette partie de la région lombaire présente aussi une teinte légèrement rosée d'abord, puis rouge violacée, qui augmente à mesure que se développe la tuméfaction. Cette coloration n'est jamais bien tranchée à cause de l'épaisseur des téguments.

Si la tumeur devient très-volumineuse, elle remplira le flanc et descendra dans la fosse iliaque ; son extrémité supérieure peut aller contracter des adhérences avec la face inférieure de diaphragme, ce qui explique la gêne de la respiration qu'éprouvent les malades, lorsque l'inflammation s'est communiquée au diaphragme, et les lésions variées, qui peuvent survenir du côté des voies respiratoires, lésions que nous étudierons dans la marche et la terminaison. Cette tuméfaction peut être considérable et remplir toute cette partie du flanc molle et dépressible comprise entre les dernières fausses côtes et le bord de la crête iliaque.

En même temps, la région lombaire devient le siége d'œdème que l'on perçoit facilement en appliquant le doigt quelques instants sur les téguments ; l'impression digitale y reste et y persiste même assez longtemps. On constate aussi sur cette région l'impression des plis du drap et des pièces de pansement. Cet œdème peut s'étendre même plus loin et dépasser ces limites. Chez ce malade que nous avons vu dernièrement dans le service de M. le professeur Jobert de

Lamballe, et qui fait le sujet de notre observation 5,
l'œdème s'étendait à la partie supérieure de la fesse
et de la hanche, et remontait même jusque sur les
dernières côtes ; cet œdème peut persister quelques
jours après l'incision qui a donné issue au pus. Joint
aux autres signes que nous avons précédemment indiqués, l'œdème confirme l'existence d'une suppuration profonde.

Peu après le début de la maladie, et quand le foyer
purulent a pris de l'extension, qu'il ne se limite plus
au tissu cellulaire périnéphrétique, mais qu'en enva-
hissant les parties voisines, il arrive vers le bord de
la crête iliaque, alors on voit apparaître dans la plupart des cas un signe nouveau qui a une grande im-
portance à cause des erreurs de diagnostic qu'il peut
faire commettre. Le malade, malgré lui, finit par ne
plus pouvoir étendre complétement la cuisse sur le
bassin. Un léger degré de flexion survient dans la
jambe du côté correspondant à l'abcès ; si on cherche à étendre la jambe, le malade se plaint de douleurs existant non pas dans le membre inférieur,
mais dans la région du flanc. Cette difficulté dans
l'extension et cette douleur viennent de ce que l'inflammation du tissu cellulaire périnéphrétique s'est
propagée par continuité au tissu cellulaire qui revêt
le muscle psoas. On peut expliquer de la façon suivante cette position demi-fléchie du membre inférieur : on sait que toutes les fois qu'un muscle est
enflammé, afin d'éviter la tension de ses fibres, il
tend à rapprocher ses deux points d'insertion ; alors
le membre est placé dans une légère flexion. Le

muscle psoas, en diminuant la distance qui sépare ses deux points d'insertion, place le membre inférieur correspondant dans une légère flexion de la cuisse sur le bassin, et en même temps il le met dans l'abduction ; par ce moyen, il tend à diminuer la compression qu'il exerce sur le tissu cellulaire qui le revêt par la tension de ses fibres musculaires.

Le malade ressent dans le flanc des élancements de plus en plus douloureux, et le chirurgien perçoit d'abord dans la région tuméfiée une sensation peu distincte de fluctuation. Ce signe est d'abord difficile à percevoir ; la profondeur de l'abcès, qui est recouvert par une masse musculaire assez épaisse, et l'œdème des parois et du tissu cellulaire sous-cutané, contribuent à induire en erreur. Mais, quelques jours après, la fluctuation devient manifeste et se perçoit facilement, soit qu'on place une main en arrière et l'autre en avant de la région lombaire, dans ce cas, on peut transmettre le flot d'un côté à l'autre ; soit qu'on explore deux points plus rapprochés. Chez le malade que nous avons suivi à l'hôpital de Lariboisière, dans le service de M. Cusco, cette transmission du flot de pus était manifeste d'un côté à l'autre du foyer purulent. Ce symptôme paraît assez rapidement dans ces abcès, cela peut s'expliquer par l'absence d'aponévroses qui, quand elles existent, brisent le foyer et empêchent de constater la fluctuation. Les parties molles sont épaisses, il est vrai, mais elles ne gênent pas dans la recherche du pus, la région pouvant être facilement embrassée par les mains. Le pus, en outre, par suite de l'éraillure de quelques fibres musculaires, se fraye un passage à travers le muscle transverse, et s'étend en nappe sous le tissu cellulaire sous-cutané, en sorte qu'il est vraiment superficiel.

L'ensemble de ces symptômes est de nature à éveiller l'attention du chirurgien sur l'existence d'une inflammation phlegmoneuse développée dans le voisinage du rein ; aussi devra-t-on toujours examiner l'état des urines. Nous devons distinguer les cas où les phlegmons sont indépendants d'une maladie de l'appareil rénal, et les cas où la phlegmasie circumrénale en est la conséquence. Les urines différeront dans ces deux cas. Si le phlegmon s'est primitivement développé dans le tissu cellulaire qui entoure le rein, soit à la suite de contusions ayant porté sur la région, soit dans le courant de fièvres graves, soit à la suite de refroidissements répétés, comme nous en avons vu des exemples, les urines ne présentent aucun caractère spécial ; elles sont rouges, peu abondantes ; elles ont les caractères de l'urine dans les affections fébriles. Mais, si le phlegmon périnéphrétique est consécutif à une maladie des reins, maladie datant d'une époque plus ou moins reculée, soit une affection calculeuse, soit une néphrite aiguë, etc..., dans ce cas l'urine pourra contenir les produits morbides que l'on y aurait déjà rencontrés avant que l'inflammation périnéphrétique se soit développée, c'est-à-dire qu'on trouvera dans l'urine du sang ou du pus, ou des graviers. Le pus peut provenir soit du rein lui-même suppuré, soit du foyer circumvoisin. Quelquefois même, comme nous l'avons remarqué dans un cas, les urines ne contiennent rien qui puisse mettre sur la voie du diagnostic ; chez ce malade un calcul rénal venait oblitérer l'uretère à son origine dans le bassinet ; l'urine du rein malade coulait en partie dans le foyer purulent voisin, et était en partie retenue dans le rein malade ; l'autre rein, qui était sain, restait seul chargé de sécrétion urinaire. L'examen de l'état des urines est donc un signe très-important dans la plus grande majorité des cas.

Quant à l'acte de la miction, il est rarement modifié ; cependant, dans un cas, Fabrice de Hilden (1) fait mention d'accidents du côté des voies urinaires ayant paru dès le début ; voici le fait :

«Cosmus Slotanus, chirurgicus præstantissimus in Ger-«sheim, ad honestam matronam accersitus, eam invenit de-«cumbentem cum acutissimis doloribus circa lumbos, febre, «leipothymia, et *urinæ difficultate.* Is cum ex doloris specie, et «aliis indiciis cognovisset, apostema esse externum, (exterius «enim nihil apparebat, nec tactu quicquam apprehendi pote-«rat), nimirum sub psoa musculo, qui Vesalis femur moventium «sextus et septima musculorum tabula *t* octava *θ* notatus est, «vitæ periculum prædixit ; nisi forte aperto latere illo, conten-«tus humor efflueret. Annuentibus amicis, ipse ad spinæ dorsi «latus, cutem et musculos exteriores ad psoam usque incidit «novacula. Effluxit copiosus humor purulentus et fœtidus. Ab «eo tempore mitigata sunt symptomata omnia, et ipsa breve «restituta vixit et valuit multos annos.»

Les symptômes tels que ceux que nous venons de

---

(1) *Observ. et curat. chirurg.*, cent, I, obs. 63.

passer en revue sont ceux qui accompagnent le développement de la périnéphrite primitive; mais, quand l'abcès succède à une affection de l'appareil rénal, il y a quelques modifications apportées à ces symptômes.

Ainsi la douleur, au lieu de dater de la cause même, soit violente, soit quelquefois inconnue, remonte souvent à une époque ancienne; le malade, interrogé avec soin, se rappelle avoir souffert autrefois, à une époque plus ou moins reculée, de maux de reins, qui ont été pris d'abord pour des douleurs de rhumatisme ou de lumbago; ou bien il décrit les attaques de coliques néphrétiques, qu'il se souvient d'avoir éprouvées à des intervalles souvent éloignés, conservant sa santé parfaite entre chaque accès. Il a rendu de temps en temps des graviers, qui dans ce cas indiqueront la nature calculeuse de la néphrite; les antécédents du malade sont encore utiles à connaître, tels, par exemple, l'existence d'une diathèse goutteuse ou rhumatismale, et l'existence de semblables maladies chez les antécédents.

Tels sont les symptômes locaux par lesquels se caractérise cette maladie très-grave, puisque les suites en sont souvent mortelles. Le malade peut en outre éprouver, du côté des autres appareils, des symptômes généraux utiles à connaître.

Du côté du tube digestif, nous remarquons que l'appétit diminue; la langue est sale, blanche, il y a des symptômes d'embarras gastrique fébrile, nausées, vomissements, constipation; outre les douleurs que le malade ressent dans les lombes, il peut arriver qu'il éprouve dans le ventre des douleurs vagues, des coliques dont il ne sait pas indiquer le siége, mais qui peuvent tenir à un certain degré d'inflammation de la séreuse péritonéale par suite du voisinage du foyer purulent dans le flanc, foyer qui a de la tendance à s'étendre du côté de la fosse iliaque. A un degré plus avancé du mal, les malades ne peuvent rien prendre ; ils rejettent les moindres aliments, et comme il arrive souvent à la suite des grandes inflammations voisines de l'intestin, il survient de la diarrhée qui contribue à affaiblir le malade ; par suite du travail de suppuration et de l'absence d'alimentation, il tombe dans une faiblesse extrême ; l'amaigrissement devient excessif, le malade est pâle ; la peau est tantôt sèche, et tantôt humide et moite à cause des alternatives d'accès intermittents qui surviennent dans le cours de cette affection ; le pouls vif et plein au début, et lors de la formation du pus dans la périnéphrite primitive, perd bientôt ses caractères pour devenir petit, filiforme, dépressible, lorsqu'il s'est développé une fistule rénale, et que le malade présente l'ensemble des caractères de l'infection putride, par suite de l'état gangréneux des parois du foyer et de l'altération du liquide qu'il renferme.

L'observation suivante, due à l'obligeance de M. le Dr Dumont-Pallier, qui a bien voulu nous la communiquer, est un exemple assez fidèle des divers symptômes que nous venons de passer en revue.

Obs. VI. — *Phlegmon périnéphrétique ; ouverture. Guérison.*

Au n° 2 de la salle Saint-Bernard, est couchée la nommée G....., âgée de 32 ans, domestique, demeurant à Romainville, née à Baignes (Haute-Saône); entrée le 11 juin à l'Hôtel-Dieu, cette femme nous dit qu'elle est malade depuis dix jours; elle a commencé par avoir de la douleur dans les reins, les cuisses, et un peu de courbature générale. Chaque jour, depuis le début de sa maladie, elle était prise de fièvre accompagnée de frissons, vers deux ou trois heures de l'après-midi; l'accès n'était terminé que vers deux heures après minuit. Pendant le temps que durait la fièvre, la malade éprouvait des points de côté douloureux, multiples et passagers, dans le côté droit.

Elle arrive à l'Hôtel-Dieu, en voiture, à neuf heures du matin, ayant de la fièvre, et très-fatiguée de ce moyen de transport. Elle se plaignit de douleurs dans le ventre, qu'elle attribua aux cahots de la voiture; ces douleurs continuèrent les jours suivants; elles avaient pour siége le milieu du bas-ventre. A partir du milieu du mois de juin, la fièvre devint continue, avec paroxysmes régulièrement intermittents, et apparaissant tous les jours à midi et demi; ils duraient jusqu'à quatre heures ou quatre heures et demie. Souvent le paroxysme était annoncé par un gros frisson qui quelquefois manquait; ou bien il y avait plusieurs petits frissons dans l'après-midi.

La malade garda la diète absolue pendant les trois premières semaines; inappétence complète, soif peu intense; la malade était sujette aux nausées, aux vomissements; on donna des purgatifs répétés qui parurent amener un peu d'amélioration et de soulagement. Vers le 2 ou 3 juillet, retour de l'appétit pendant huit à neuf jours; mais, à partir du 10 juillet, la fièvre reparut très-fort, et accompagnée de frissons; douleurs plus vives dans le côté droit de l'abdomen; flexion de la cuisse, difficulté très-grande, et même, plus tard, impossibilité d'étendre le membre inférieur droit. Tuméfaction manifeste du flanc droit et de la région lombaire; l'échancrure costo-iliaque est effacée. On sent une résistance manifeste lorsqu'on applique une main en arrière et une autre en avant de la région lombaire; il y a un empâtement sans œdème du tissu cellulaire sous-cutané de la région abdominale droite.

Le 18 juillet, douleur lancinante, très-vive dans la région lombaire droite; frissons répétés, fièvre intense.

Le 20, fluctuation évidente dans cette région.

Le 23, à la visite du matin, M. le professeur Jobert de Lamballe ouvre l'abcès dans la région lombaire; ce chirurgien fit une incision longitudinale, et couche par couche; on lia deux petites artères lombaires. Il s'écoula un plat de pus, mêlé à une certaine quantité de sang qui semble venir de l'intérieur même du foyer. Pansement avec des lamelles d'agaric.

Dès lors il y eut un grand soulagement : la fièvre cessa, ainsi que les frissons qui revenaient le soir; la malade était très-faible. (Tisane de racine de badiane, bouillons.) Il y eut trois heures de sommeil dans l'après-midi. Nouveau pansement le soir; l'hémorrhagie a cessé, il s'écoule encore un peu de pus veiné de sang.

Le 24. Peu de sommeil, mais pas d'agitation; peu de fièvre, absence de chaleur et de frissons; peau souple, bonne; pouls fréquent, mais régulier, 120 pulsations. La malade prend avec plaisir un potage au lait.

Le 25. Il n'y a presque plus de fièvre; un peu d'appétit. Écoulement de pus moins abondant.

8 Août. La malade va de mieux en mieux. Elle mange une portion depuis quelques jours.

Le 23. L'ouverture de l'abcès est cicatrisée. La malade sort de l'hôpital.

La malade est revenue à l'hôpital plusieurs mois après sa sortie. Son état général était très satisfaisant.

Le foyer purulent tend par lui-même à se porter en arrière plutôt qu'en avant vers la cavité péritonéale; dans un cas que nous venons de voir encore tout récemment à l'hôpital de Lariboisière dans le service de M. le Dr Cusco, qui a bien voulu nous permettre d'en rapporter l'observation, ce que nous

faisons plus loin, la fluctuation était devenue superficielle ; le pus avait disséqué, dissocié les fibres du
muscle transverse, et s'était, à l'aide d'une ouverture, répandu dans le tissu cellulaire sous-cutané, où
il formait une nappe superficielle dont le pus s'é-
chappa dès que le bistouri y fut plongé. Il y avait là
deux foyers réunis par une ouverture en bouton de
chemise. Mais cependant il est des cas moins heureux
où le pus, au lieu de se porter en arrière, fuse vers
la fosse iliaque ou vers l'arcade crurale, ou bien per-
fore le péritoine, en se répandant dans la séreuse
abdominale, et y détermine une péritonite promplte-
ment mortelle. La présence du pus autour du rein
peut amener une inflammation consécutive de cet
organe ; il en est de même du foie et de la rate, du
diaphragme, qui, comme nous le verrons, peut être
perforé et laisser passer le pus dans la poitrine et les
bronches.

Dans les phlegmons périnéphrétiques primitifs dont
le développement ne tient pas à une maladie des
reins, à une fistule rénale, par exemple, le pus, dès
que le bistouri lui donne une issue, s'échappe avec
force, car il peut être amassé en très-grande quantité autour des reins ; cette région se laisse distendre
par le pus d'autant plus facilement qu'à mesure qu'il
se forme le tissu cellulaire, si abondant en cet endroit, lui cède sa place. Dans le phlegmon que nous
avons vu ouvrir à Lariboisière, on évalua le pus qui
en sortit le premier jour à 1 litre environ. Le pus
est généralement épais, louable, franchement phlegmoneux, sans odeur particulière dès le début, si l'on

n'a pas tardé à ouvrir le foyer. Mais, si le foyer existe depuis longtemps, qu'il ait eu le temps et la tendance à se rapprocher de l'intestin, du côlon ascendant ou descendant, alors le pus prend promptement une odeur fétide caractéristique qui rappelle celle des matières fécales ; c'est ce qui arrive toujours dans les collections purulentes voisines du tube digestif.

Quand la suppuration a été provoquée par l'existence d'une fistule rénale, que l'urine s'est mêlée au pus dans la poche purulente, alors le pus qui s'écoule est plus ou moins séreux, contient de l'urine, et on peut s'en assurer par l'examen chimique, qui révélera la présence de l'urée. Dans ces cas, les parois du foyer se sphacèlent vite, et l'odeur de la gangrène vient se joindre à l'odeur urineuse du pus, ce qui peut amener les symptômes d'une infection putride.

Le système nerveux est rarement affecté dans les cas où la maladie suit une marche franche et rapide vers la guérison ; mais, quand la maladie traîne en longueur, quand la suppuration est de mauvaise nature, les malades tombent dans un état nerveux fâcheux qui rappelle pour les uns l'état adynamique, et pour les autres l'état ataxique de la fièvre typhoïde, et qui peut faire croire qu'un état typhoïde est venu s'enter sur celui qui existait déjà. Tantôt, en effet, les malades tombent dans le coma, l'adynamie et meurent rapidement ; d'autres fois ils s'éteignent lentement, sans réaction. Ils présentent quelquefois certains signes d'un pronostic très-grave ; tels sont le muguet, qui recouvre toute la muqueuse buccale, et les eschares du sacrum. Ces eschares sont moins le résultat de la pression que celui de l'état général de la cachexie dans laquelle sont tombés les malades. Tantôt on remarque chez eux une agitation extrême, du délire ; les malades ont le sommeil troublé par des visions, des soubresauts des tendons, une respiration anxieuse et fréquente.

Nous avons dit que le pus avait plus de tendance à se frayer un passage vers les lombes, à travers la couche musculaire épaisse qui lui résiste, que vers d'autres régions ; cependant, comme nous le verrons quand nous étudierons la terminaison des phlegmons périnéphrétiques, le pus peut se diriger vers la région inguinale et fémorale, ou remonter vers la poitrine. Dans les cas où le foyer reste limité à la région lombaire, si le pus a trouvé une issue facile par l'ouverture pratiquée avec le bistouri, dès ce moment le malade se sent soulagé, ressent un grand bien-être ; la gêne, la pesanteur qui existait dans le côté malade, cessent, ou du moins diminuent considérablement ; la fièvre tombe du jour au lendemain, ainsi que disparaissent les autres accidents généraux qui résultaient de la présence du pus ; les mouvements du tronc redeviennent possibles.

Le pus s'écoule facilement, surtout si le malade se couche sur le côté du phlegmon, car autrement il serait retenu dans la cavité du foyer, et, par son mélange avec l'air, exposerait aux graves accidents de l'infection putride.

Le pus est souvent teinté de sang ; ce sang provient presque toujours des vaisseaux de la plaie lésés lors de l'opération ; on comprendrait avec peine qu'il pût venir de l'intérieur du foyer. Cependant dans l'observation que nous a remise M. le Dr Dumont-Pallier, il est question d'hémorrhagie qui aurait été arrêtée par l'application de lamelles d'agaric ; ce moyen hémostatique est une preuve pour nous que le sang provenait plutôt de la plaie que des parois du foyer. Nous lisons également dans la thèse de M. le Dr Féron l'observation d'un malade atteint de phlegmon périnéphrétique ; le foyer fut ouvert avec le bistouri et vidé. « Le soir, quand M. Demarquay vint voir le malade, il le trouva pâle et inanimé ; il s'était fait dans la journée une exhalation considérable de sang dans cette vaste poche purulente ; on lui donna issue au dehors, et, malgré les moyens employés pour prévenir le retour de cet accident, le lendemain et les jours suivants l'hémorrhagie se reproduisit, et ce jeune homme succomba épuisé par ces pertes réitérées. »

COMPLICATIONS.

Les phlegmons périnéphrétiques peuvent être compliqués de maladies que l'on voit survenir à différents moments de leur durée. Ces affections intercurrentes, à quelque point de la maladie qu'elles se présentent, sont toujours très-graves. Car en effet, si elles se montrent pendant que la suppuration est encore abondante, ce sera un surcroît de douleurs pour le malade déjà épuisé ; ses forces vitales pourront rarement suffire et faire face à tant de causes d'affaiblissement; si elles arrivent pendant la convalescence, elles entraveront presque certainement la cicatrisation de la plaie, et pourront même amener une nouvelle formation de pus.

Du côté du poumon, nous voyons survenir le plus souvent la pleurésie. On s'explique assez bien l'invasion de cette affection, puisque le foyer périnéphrétique peut amener par voisinage, à travers le diaphragme qui lui-même est atteint, l'inflammation de la plèvre diaphragmatique. Des adhérences se forment entre la base du poumon gauche (c'est en effet lui qui est plus souvent attaqué, puisque le droit est préservé par l'interposition du foie) et la plèvre qui revêt le diaphragme.

A l'auscultation du poumon, on peut entendre des râles sous-crépitants, comme nous nous en sommes assuré nous-mêmes chez le malade que nous avons suivi à l'hôpital Lariboisière, dans le service de M. le Dr Cusco; la pleurésie et l'inflammation du poumon compliquent singulièrement par leur présence la situation du malade, et les adhérences multiples qui en résultent gênent et entravent la respiration.

M. le professeur Rayer cite un cas de phlegmon périnéphrétique qui fut ouvert; quelques jours après la malade fut prise de frissons et eut une pleuropneumonie qui guérit. L'abcès se vida, et la plaie se cicatrisa assez rapidement.

Les malades sont pris souvent de vomissements bilieux, phénomène qu'on s'explique par l'irritation déterminée sur le foie par le voisinage du foyer.

La séreuse abdominale peut aussi s'enflammer à

son tour, ce qui détermine des douleurs assez vives dans l'abdomen, et peut en imposer sur la nature véritable de la maladie.

Nous avons cité dans les symptômes la possibilité des eschares du sacrum, complication dont on se rend compte facilement, en songeant à la position horizontale que le malade est obligé de garder long-temps, et à l'état cachectique dans lequel il est plongé.

Il existe une maladie qui survient souvent chez les malades épuisés depuis longtemps par la suppuration, maladie plus fréquente dans les hôpitaux que dans la ville ; nous voulons parler de l'érysipèle. Cette affection, si souvent fâcheuse, l'est encore plus dans ces circonstances. Il débute soit par la plaie de la région lombaire, soit par les eschares du sacrum ; il peut encore se montrer en un point quelconque du corps. Quand l'érysipèle survient avant que la cicatrisation ne soit parfaite, la cicatrice se désunit, le pus devient séreux, de mauvaise nature ; le malade est repris de fièvre, il perd l'appétit qu'il avait recouvert peu de jours auparavant. Souvent le malade échappe à ce nouveau danger. Nous en avons un exemple dans l'observation suivante, que nous devons à M. le Dr Chassaignac.

Obs. VII. — *Phlegmon périnéphrétique, érysipèle ; guérison.*

Le 7 janvier 1861 est entrée à l'hôpital de Lariboisière la nommée Julie H....., âgée de 26 ans, couturière, rue du Vaux-Hall ; elle est couchée au n° 22 de la salle Sainte-Marthe.

Malade depuis deux mois, elle a commencé dès cette époque

à éprouver des douleurs dans l'aine, elle ne pouvait étendre la cuisse droite ; néanmoins il n'y avait pas de tumeur. Un médecin fut consulté, et crut qu'elle avait la jambe droite luxée ; il voulut forcer la malade à l'étendre, mais sans succès ; voyant que l'état de la malade ne s'améliorait pas, il lui conseilla d'entrer à l'hôpital.

Elle se présenta dans l'état suivant : les mouvements de la cuisse droite sont douloureux ; en examinant la partie supérieure du tronc, on voit une légère tuméfaction au-dessus de la crête iliaque ; en pressant alternativement dans la fosse iliaque d'une main et de l'autre dans la région postérieure du flanc, on sent manifestement la fluctuation se transmettre de l'une à l'autre ; pas de déformation du tronc, pas de saillie vertébrale.

On diagnostique un phlegmon périnéphrétique. M. Chassaignac, faisant presser dans la fosse iliaque, fait saillir la tumeur à la partie postérieure ; il pénètre dans le foyer à l'aide d'un trois-quarts long et courbe ; il introduit, selon son habitude, un tube élastique perforé, et on voit le pus sortir abondamment.

Depuis lors la malade est mieux, les douleurs se sont apaisées, le pus sort librement.

Les choses étaient en cet état lorsque, le 15 janvier, on vit, à l'angle interne de l'œil gauche, paraître une petite tuméfaction, accompagnée d'un peu de rougeur. C'était un érysipèle ; il gagna peu à peu toute la face, envahit le cuir chevelu, mais s'arrêta au cou. La malade avait de la fièvre, la langue saburrale, son état était inquiétant ; cependant, au bout de peu de jours, son état alarmant disparut, et aujourd'hui 30 janvier la maladie est presque terminée.

Du côté des centres nerveux, il arrive souvent que les malades atteints de phlegmon périnéphrétique ont du délire ; ce symptôme survient presque toujours dans les derniers jours de la maladie, quand le malade est dans un état ataxique des plus graves.

MARCHE, DURÉE, TERMINAISON.

Les phlegmons périnéphrétiques ont une marche insidieuse, depuis le moment où débute l'inflammation dans la région lombaire jusqu'à celui où le pus se montre au dehors. En effet, souvent on ignore le moment du début. Dans ces cas, la cause première échappe au malade, qui ne peut rapporter les douleurs très-vives qu'il ressent plus tard dans cette région à une cause quelquefois légère, qu'il regarde comme insignifiante au moment où elle agit; alors le médecin est obligé de rechercher dans la profession et l'hygiène du malade la cause souvent douteuse d'un mal qui est resté longtemps caché, et qui, lorsqu'il se déclare, a déjà fait intérieurement des ravages profonds et difficiles à réparer.

Si les causes du phlegmon périnéphrétique sont souvent inconnues, il est des signes certains de la formation et de l'existence du pus; mais ces signes se révèlent quelquefois bien tard, alors que le mal s'est étendu déjà loin de son foyer primitif.

Quand la maladie a une marche franchement inflammatoire, le phlegmon accomplit toutes ses périodes dans un espace de temps assez limité; pour cela il faut que le foyer ne soit entretenu par aucune cause dépendant du rein.

Si la cause primitive du phlegmon ne vient pas du rein, ne tient pas à la présence de calculs dans un organe, par exemple, la suppuration n'a aucune action sur l'organe sécréteur de l'urine; le plus souvent les urines restent belles, normales, claires; elles ne contiennent ni pus, ni sang; c'est à peine si à l'autopsie on constate une rougeur ou des signes d'altération dans le parenchyme rénal. On peut expliquer cette circonstance favorable par la présence de la capsule fibreuse qui entoure le rein de toutes parts.

Nous avons déjà fait sentir que, dans le phlegmon périnéphrétique, le pus restait rarement limité dans la région où la phlegmasie a pris naissance. En cela il se rapproche de certains abcès qui débutent dans une région voisine, et qui peuvent aussi s'ouvrir dans des points éloignés de leur origine.

Nous voulons parler des phlegmons de la fosse iliaque. Ces deux phlegmasies ont quelques traits de ressemblance soit dans leur marche, soit dans leur terminaison ; leur durée varie aussi suivant les accidents qui peuvent, comme dans les phlegmons périnéphrétiques, entraver leur marche.

Comme presque toutes les phlegmasies, les phlegmons périnéphrétiques peuvent affecter différents modes de terminaison. Ils se terminent soit par résolution, soit par gangrène, soit par suppuration.

La terminaison par *résolution* est rare; nous n'en avons vu qu'un seul exemple, encore est-il douteux, quoique le malade ait eu presque tous les signes d'une inflammation périnéphrétique. Ce malade était couché dans la salle de M. le Dr Lasègue, à l'hôpital Necker ; il a subi, dès son entrée, un traitement antiphlogistique auquel, suivant nous, on doit rapporter son amélioration sensible. Il est probable que ce malade n'est pas le seul, mais les auteurs qui ont traité ce sujet avant nous, et M. le professeur Rayer en particulier, qui l'a étudié d'une manière approfondie, ne cite pas un seul cas de terminaison par résolution. On conçoit bien qu'une vive inflammation, développée dans une région si favorablement disposée à la suppuration par suite de l'abondance du tissu adipeux, et si bien à l'abri de l'influence thérapeutique des moyens employés à la combattre, se termine le plus souvent par la suppuration. Les moyens antiphlogistiques généraux et locaux qu'on peut employer n'agiront, en effet, que difficilement à travers la couche de muscles et le tissu cellulaire qui les sépare du foyer de l'inflammation.

La terminaison par *gangrène* est moins rare ; cependant M. Rayer n'en cite que deux cas (1). Il s'agit d'une observation de Thomas Turner, dans laquelle à l'autopsie on trouva « toute la membrane adipeuse qui entoure les deux reins frappée de gangrène et formant une masse noire, pulpeuse ; les capsules des deux reins étaient enflammées, et celle du rein droit en partie gangrenée ; la substance des deux reins offrait de légères traces d'inflammation. » Le malade qui fait le sujet de cette observation avait subi un refroidissement après avoir fait une course de plusieurs heures à cheval. Dans une autre observation qui précède celle-ci et qui est due à Blaud, le tissu cellulaire périnéphrétique était également gangréné ; il s'agissait aussi de phlegmon périnéphrétique suite de refroidissement.

---

(1) *Périnéphrite,* p. 257, t. III, *Maladies des reins,* de M. Rayer.

La terminaison par *suppuration* est donc la plus fréquente et celle qui présente le plus d'intérêt au point de vue de la marche, du diagnostic et du pronostic de l'affection.

Comme nous l'avons déjà dit, le pus reste rarement confiné dans la région lombaire; il tend de profond à devenir superficiel ; mais, comme la couche musculaire qu'il a à traverser est épaisse, et qu'il n'est pas retenu dans ses limites par des aponévroses, il tend à fuser dans les régions voisines. Mais, avant de traiter des points plus ou moins éloignés de son foyer primitif, où le pus se fait jour, nous croyons qu'il est préférable de parler de son ouverture à la région lombaire, qui de toutes est la plus naturelle.

1° *Ouverture du phlegmon à la région lombaire.* — Nous avons vu dans les symptômes que, lorsque le pus commence à se former, il existe à la région lombaire une tuméfaction qui augmente à mesure que le foyer s'accroît. Le pus est d'abord si profond qu'il faut une main très-exercée pour percevoir la fluctuation. L'épaisseur de la paroi lombaire, l'œdème qui envahit le tissu cellulaire sous-cutané concourent à tromper le chirurgien sur l'existence et la véritable nature du liquide. Cependant bientôt le pus parvient à dissocier, à écarter les unes des autres les fibres musculaires du muscle transverse ; il s'étend en nappe dans le tissu cellulaire sous-cutané, de façon à former un foyer superficiel, qui communique avec le foyer profond par une ouverture assez étroite et en forme de bouton de chemise. Cette ouverture, où se fait-elle? Elle peut avoir lieu en plusieurs points du muscle, là où le pus trouve le moins de résistance par suite de la faiblesse de quelques fibres; ou bien ne peut-elle pas se faire dans un endroit dépourvu de muscles ou plutôt dans l'intersection de deux muscles, entre le bord postérieur du grand oblique et le bord externe du grand dorsal, par exemple, dans cet espace triangulaire, devenu célèbre depuis que J. L. Petit a parlé d'une hernie formée dans cet endroit, et qu'il a indiquée sous le nom de hernie lombaire.

Si l'ouverture de l'abcès est abandonnée à la nature, elle peut se faire au moyen de plusieurs orifices qui communiquent avec des trajets plus ou moins directs. Si, au contraire, c'est avec le bistouri que l'on ouvre le foyer, il n'y a qu'une seule ouverture; quand on se contente d'une simple ponction, il peut arriver, par suite de la rétraction des tissus, que le parallélisme entre l'ouverture profonde et la plaie superficielle se détruise, ce qui constitue un obstacle à la sortie facile du pus, et expose à tous les accidents qu'entraîne la rétention du pus.

Les fistules consécutives à l'ouverture spontanée du foyer peuvent exister souvent très-longtemps; car le foyer peut être très-long à se vider; d'autres fois, si le foyer est peu considérable, qu'il n'y ait pas de causes dépendantes du rein entretenant la fistule, la plaie se cicatrise très-vite, comme on en a vu un exemple dans l'observation prise à l'hôpital Saint-Antoine, et que j'ai citée plus haut. Mais, si le phlegmon a pour cause une fistule rénale ou la présence de calculs, alors le trajet fistuleux persiste pendant plusieurs mois, pendant plusieurs années, il peut même devenir permanent. Le pus, d'abord phlegmoneux, devient séreux par suite de son mélange avec l'urine, que l'on reconnaît à la présence de l'urée dans le pus ; à l'aide de la sonde métallique, on constate la présence de concrétions calcaires. Ces calculs, quand ils sont volumineux et anguleux, sont quelquefois retenus dans le rein. Suivant M. le professeur Rayer, « leur extraction offre quelquefois de grandes difficultés ; pour l'opérer, il faut souvent agrandir l'ouverture de la fistule, et, dans les cas de calculs branchus, il pourrait être nécessaire de pratiquer à la substance même du rein plusieurs incisions. On aime mieux, en général, attendre que le calcul branchu se soit un peu dégagé par suite de l'atrophie du rein que de chercher à l'extraire ou à le broyer. »

Quelquefois l'orifice cutané du phlegmon se ferme avant que les parois du foyer se soient rétractées, ou bien avant que le calcul soit sorti, alors les malades peuvent se croire guéris : mais bientôt il survient de la fièvre, une douleur fixe, aiguë, dans la région des lombes, à l'endroit où siége la cicatrice. On y perçoit même de la fluctuation, et une nouvelle incision devient bientôt nécessaire. Nous trouvons dans Fabrice de Hilden une observation qui met ce fait hors de doute ; voici le passage tel que le rapporte l'illustre chirurgien (1).

---

(1) *Fabricianus Hildanus*, cent. IV, obs. 47.

« Vivit etiam nunc Soloduri matrona genere et vir-
« tute nobilis, quæ per annos circiter tres ulcere renis
« dextri non sine molestia laboravit. Ego quinto die
« julii superioris anni 1617, cum clarissimo atque
« doctissimo viro, Dom. Ludovico Scharendo ejusdem
« Reipublicæ Doctore medico ordinario in consilium
« adhibitus fui. Ipsa de dolore maximo et pungitivo
« lateris dextri, sub costis mendosis regionem renis
« versus, conquesta est, cum febre aliisque indiciis,
« quæ materiam purulentam, inter musculos abdo-
« minis et peritoneum contentam esse significabant.
« Facta incisione, pus tam copiose effluxit, ut spatio
« quatuor dierum, et ad libras duas et semis ema-
« naret.

« Ante aspersionem autem sæpissime, et toties
« quoties lotium excernebat, grumi sanguinis ipsi ad-
« mixti erant; cum primum vero abcessus fuit aper-
« tus, grumi isti non amplius cum urina, sed cum
« materia purulenta effluxerunt. Vidimus et aliquo-
« ties materiam serosam, ante potius ipsam urinam
« cum pure effluentem. Ex quibus perspicuum fuit, ab-
« cessum illum cum rene dextro communicationem
« habere maximam, per quas autem id fiat vias, latet
« nos; naturales enim dantur nullæ. Cæterum pau-
« cos menses consolidato ulcere, cum plenissime se
« restitutam esse matrona sibi persuaderet, et usum
« medicamentorum ad integram curationem ulceris
« in rene necessariorum negligeret, demo post
« menses circiter decem a curatione, malum recru-
« descere cœpit, tandemque de novo, abscessum in
« musculis abdominis procreavit; quem iterum in

« alio tamen loco, et quidem non longe ab ipsa spina,
« ante menses aliquot incidi. Multum hujusque effluit
« puris, sed qualis tandem futurus sit finis, suo tem-
« pore, ex me intelliges. »

C'est le plus souvent après une fièvre grave, après
une fièvre éruptive, une variole par exemple, que
l'on voit la cicatrice s'ouvrir, et une nouvelle sécrétion purulente avoir lieu; de même, nous voyons en
chirurgie les plaies presque cicatrisées, ou nouvelle-
ment cicatrisées, s'ouvrir sous l'influence d'un érysipèle. Dans une des observations que nous a données
M. Chassaignac, le foyer se referma pendant une
variole.

« Une fistule rénale lombaire peut rester un temps
plus ou moins long, quelquefois plusieurs années
avant de se fermer; l'urine, par sa présence et son
suintement continuel, étant un obstacle à la cicatrisation, les fistules rénales lombaires traumatiques
sont moins opiniâtres que celles qui résultent de la
perforation spontanée ou opérée par l'art d'un abcès
rénal. Il y a peu d'exemples de fistules rénales lombaires traumatiques qui ne soient pas guéries à la
longue, lorsque le malade a survécu à la blessure (1). »

2° *Ouverture du phlegmon dans la fosse iliaque.* —
Par suite de l'accumulation du pus dans la région
lombaire et de la résistance que le pus rencontre du

---

(1) Rayer, t. III, p. 278.

côté des parois de l'abdomen, il tend à se frayer un passage vers les endroits qui lui en opposent une moindre ; il n'y a pas de barrière qui sépare le tissu cellulaire de la région rénale de celui de la région iliaque superficielle et de celui qui existe entre le péritoine et l'aponévrose des muscles psoas et iliaque ; aussi le pus a-t-il une grande tendance à fuser de ce côté, d'autant plus qu'il trouve les vaisseaux fémoraux, dont il suit la direction. L'inflammation se propage de ce côté ; mais elle ne se révèle que par une douleur sourde à la pression de la fosse iliaque. D'abord le pus ne se répand que dans les mailles du tissu cellulaire sous-péritonéal, et, s'il est en grande abondance, il va s'accumuler au niveau de l'arcade fémorale, où il forme une collection manifeste ; il peut y donner lieu à des fistules, ou bien gagner la région de la cuisse en suivant le trajet des vaisseaux, comme on en voit un exemple dans une observation de de Haen, rapportée par M. Rayer (1).

Le même auteur cite plus loin une observation de Trabuc ; la voici en quelques mots (2) :

Le sieur F..... se présenta à l'hôpital d'Aix ; il avait depuis quelque temps une tumeur assez considérable à la région iliaque gauche : coliques, insomnies, dégoûts, fièvre continue, teint pâle, tels étaient les symptômes. La fluctuation était évidente, le foyer paraissait profond et étendu, la douleur était quelquefois considérable, et se portait alors dans l'hypo-

---

(1) T. III, p. 261.
(2) *Journal de médecine, chir. pharm.*, t. LX, p. 146. 1783.

chondre gauche. L'abcès fut ouvert ; il en sortit un pus abondant, mais n'amenant avec lui ni sable, ni gravier, ni urines ;
celles-ci étaient claires, et le genre de coliques qu'avait éprouvé
le malade n'avait rien de néphrétique.

Le sieur F..... mourut. A l'autopsie, on reconnut que le rein
du côté malade était très-gros ; il était en suppuration ; on
trouva dans sa substance tubuleuse des pierres de grosseurs
différentes, au nombre de seize. C'était du rein que provenait
le pus, et c'était ce pus qui avait formé cet abcès à la région
iliaque, et cela par le tissu adipeux, qu'on sait être fort étendu
et adhérent aux reins et aux muscles de l'abdomen ; ce pus
avait glissé de cellules en cellules et s'était déposé en cet endroit.

L'ouverture à la région inguinale peut exister en
même temps que celle de la région lombaire, et toutes deux donner issue à du pus.

Quelquefois, comme du reste nous en donnons un
exemple dans une observation citée plus bas, les
muscles psoas et iliaque peuvent contenir du pus, et,
dans ce cas, il y a un véritable psoïtis ; mais alors le
pus, au lieu de se réunir en foyer au pli de l'aine,
va faire une saillie au petit trochanter, où l'on peut
en sentir la fluctuation.

3° *Ouverture du phlegmon dans le péritoine.* —
Ce mode de terminaison des phlegmons périnéphrétiques est plus rare. La séreuse péritonéale, couchée sur la face antérieure des reins et du tissu cellulaire qui l'entoure, y met un obstacle d'autant plus
puissant que, par suite de l'inflammation, le tissu
cellulaire s'indure et le péritoine se revêt de fausses
membranes. Cependant on en cite des observations ;
presque toujours, dans ces cas, l'issue du pus dans

la cavité abdominale a déterminé une péritonite promptement mortelle. L'orifice de communication, dans ces cas, est presque toujours situé derrière le côlon ascendant ou descendant, suivant que c'est la région lombaire droite ou gauche qui est le siége du phlegmon. On pourrait peut-être espérer la formation d'une péritonite partielle ; et alors, par suite de l'adhérence des anses intestinales au moyen de fausses membranes, l'épanchement pourrait se limiter et s'enkyster ; mais, dans les observations que nous avons sous les yeux, il n'en a pas été ainsi.

Dans une observation de phlegmon périnéphrétique que vient de publier, dans *l'Union médicale,* M. Lemoine, interne de M. le Dr Demarquay à la Maison de santé, nous voyons un cas de communication du foyer avec la cavité péritonéale, n'ayant déterminé aucun accident pendant la vie, et n'ayant été reconnue qu'à l'autopsie. Il y a lieu de penser que cette perforation n'a eu lieu que dans les derniers moments de la vie du malade. Cette observation est assez remarquable pour que nous la rapportions ; elle montre, en outre, quels énormes ravages peuvent déterminer ces vastes suppurations.

P. T....., âgé de 30 ans, employé au Crédit mobilier, d'un tempérament lymphatique, avait toujours été d'une santé un peu délicate ; cependant il n'avait jamais eu d'autre maladie qu'une fièvre continue, contractée à l'âge de 23 ans, à son arrivée à Paris, et qui aurait duré près d'un mois. Nous ne trouvons pas d'antécédents du côté de sa famille.

Dès les premiers jours du mois d'avril dernier, sans cause appréciable, le malade ressent un peu de pesanteur dans la région rénale droite ; il constate, de temps à autre, quelques élancements, un peu de sensibilité au toucher ; néanmoins la santé générale continue à être bonne, et T..... peut encore vaquer à ses occupations.

Huit jours après environ, c'est-à-dire le dimanche 8 avril, un quart d'heure après avoir pris une tasse de café, le malade est pris de nausées, de coliques violentes dans tout le ventre. Il y a cinq ou six vomissements, autant de selles liquides, noirâtres. Il garde le lit toute la journée.

La nuit suivante est bonne, et le lendemain le malade peut se lever et reprendre son travail.

Quatre jours se passent sans autre symptôme qu'un peu d'augmentation de la douleur rénale, douleur qui du reste n'avait jamais complétement disparu ; alors surviennent quelques symptômes généraux, et le malade, ne pouvant plus marcher à cause de violentes douleurs produites par les mouvements du membre abdominal droit, se remet au lit le jeudi 16 avril.

Comme traitement, des sinapismes, des frictions avec la pommade belladonée sur la région rénale, une pilule de cynoglosse.

Douleur rénale de plus en plus violente ; elle s'étend en demi-ceinture au niveau de la paroi correspondante de l'abdomen. Souffrance continue s'exaspérant par la pression, inappétence, bouche pâteuse, gardes-robes difficiles et urines assez abondantes, rouges, épaisses, mais ne contenant pas de sang ; pas de toux ni de crachats spéciaux, mais de la gêne de la respiration ; absence de sommeil, accès fébriles revenant d'une façon irrégulière : tel était l'état de santé du malade lors de son entrée à la Maison de santé, le 24 avril.

Examen, le lendemain, par MM. Cazalis et Demarquay. On note de la matité, un peu d'égophonie, de souffle, à la base du poumon droit ; quelques râles sous-crépitants dans le reste du poumon droit et dans le poumon gauche. Mais l'attention est surtout attirée par la douleur que le malade accuse dans la région rénale. Pas d'empâtement, un peu d'œdème et une sensation lointaine de fluctuation, que l'on perçoit au même niveau. Une ponction faite avec un trois-quarts explorateur ramène quelques gouttelettes de pus. Alors M. Demarquay, après avoir, dans une incision transversale, divisé les différentes couches cutanées, tissu cellulaire sous-cutané et aponévrotique, atteint avec le doigt le bord de la masse sacro-lombaire; une seconde incision verticale ayant intéressé l'aponévrose du muscle transverse, il s'écoule aussitôt un liquide brunâtre, grumeleux, d'odeur très-fétide, et dont la quantité peut être évaluée à 350 grammes.

Le malade, pendant cette opération, ne manifeste aucune douleur ni par ses paroles ni par ses gestes. Ce qui est remarquable, c'est que cette analgésie, ou du moins cette sensibilité très-obtuse de la douleur, a existé jusqu'à la fin de la maladie, lors des autres incisions pratiquées plus tard.

Les facultés intellectuelles ont, du reste, toujours été parfaitement saines, et les réponses du malade on ne peut plus nettes.

On pratique aussitôt une injection double, d'abord avec du permanganate de potasse, puis avec la teinture d'iode étendue d'eau. L'ouverture est maintenue avec une mèche, et on applique un cataplasme humecté de permanganate de potasse et de vin aromatique; à l'intérieur, préparations de quinquina.

Le soir, on extrait de nouveau 200 grammes de liquide purulent et on renouvelle les injections. État général meilleur, mais pas de sommeil la nuit; pouls petit, fréquent; traits tirés, yeux brillants, émaciation générale prononcée.

Les injections de teinture d'iode sont renouvelées soir et matin, et on insiste sur un traitement tonique. Il s'écoule de la plaie un pus très-fétide, en même temps que s'échappent les gaz et que l'on ramène avec des pinces des fragments de tissu cellulaire sphacélés.

L'auscultation, pratiquée à plusieurs reprises, ne fait plus entendre que des râles prononcés, surtout dans l'inspiration, à la base des poumons.

L'examen des urines ne donne rien de particulier. Les nuits du 28 et du 29 sont bonnes.

Le 30. Le malade mange un peu de poulet; quelques heures après, il est pris d'un accès de dyspnée qui se prolonge une partie de la nuit.

Le 1er mai, on trouve une augmentation de symptômes généraux, ainsi qu'une très-grande fréquence du pouls, et l'on remarque, au niveau et au-dessus de la plaie des téguments, de la rougeur et de l'œdème remontant jusqu'à l'omoplate; sur les mêmes points, on peut percevoir une sensation diffuse de fluctuation. Deux nouvelles incisions, mais bornées cette fois aux téguments, sont pratiquées l'une au-dessus de l'autre; l'inférieure laisse échapper un pus fétide, mélangé de gaz et identique au liquide qui s'écoulait de la plaie ancienne; l'incision supérieure ne donne que du sang. Le malade s'affaisse de plus en plus; il est pris pendant la nuit de dyspnée intense, et il meurt, le samedi 2 mai, en conservant toute sa connaissance.

Autopsie. L'autopsie est faite le dimanche 3 mai, dans l'après-midi. Le cadavre est dans un état déjà avancé de putréfaction. Après avoir enlevé la paroi antérieure de l'abdomen et du thorax, on remarque que les deux cavités sont complétement isolées l'une de l'autre par le diaphragme sain dans tous ses points. La cavité abdominale ne présente dans son intérieur ni liquide ni injection, bien que l'on remarque en dedans du côlon ascendant une ouverture circulaire de 1 à 2 centimètres de diamètre, qui mène, à travers le repli péritonéal, dans l'intérieur d'une cavité sous-jacente, de telle sorte qu'une sonde introduite par cet orifice peut ressortir à travers l'ouverture des téguments.

Si on enlève le côlon ascendant, le cæcum et leur repli péritonéal, on voit qu'ils forment la paroi antérieure d'un vaste foyer purulent. Celui-ci s'étend, en haut, jusqu'au diaphragme, au foie et aux replis qui le fixent; il est limité au dedans par la colonne vertébrale, au dehors par les muscles de la paroi latérale de l'abdomen. En bas, il a envahi le tissu cellulaire situé au-dessus et au-dessous de l'aponévrose iliaque, et, suivant le tendon d'insertion de ces muscles, il se prolonge au-dessous de

7

l'arcade crurale, en dehors des vaisseaux fémoraux, presque jusqu'au petit trochanter. Ce foyer est rempli d'une sorte de bouillie brunâtre, d'odeur très-fétide, mélangée de pus et de fragments de tissu cellulaire.

On trouve un peu de ramollissement de la surface du foie dépourvue de péritoine ; il en est de même de la capsule surrénale droite. Le rein du même côté est augmenté de volume ; il est manifestement ramolli dans ses parties extérieures, et offre une injection des plus prononcées dans les divers points de sa substance corticale et tubuleuse.

Les fibres du psoas et de l'iliaque sont devenues brunâtres et sont presque toutes altérées ; l'aponévrose iliaque a en grande partie disparu ; enfin les filets nerveux du plexus lombaire semblent être seuls restés sains au milieu de toutes ses parties détruites. Le rein gauche est simplement injecté ; rien du côté des uretères ou de la vessie ; la rate, de moyenne taille, se réduit facilement en bouillie ; le foie est volumineux et gras ; du côté du thorax, pas de liquide dans les cavités pleurales. Les deux poumons sont engoués, surtout à leur base ; néanmoins ils crépitent encore, et des fragments détachés à ce niveau peuvent surnager. Le cœur est mou et d'aspect graisseux ; rien du côté des vaisseaux.

Dans cette observation, comme dans bien d'autres, la cause est inconnue ; ce qui confirme cette opinion, que nous avons émise au commencement de ce travail, que ces phlegmons surviennent quelquefois autour des reins sans cause appréciable.

4° *Ouverture du phlegmon dans le tube digestif.* — Les phlegmons périnéphrétiques peuvent s'ouvrir dans l'estomac, et alors les malades rejettent par le vomissement du pus, de l'urine et même des calculs. M. le professeur Rayer en cite plusieurs faits. Ces mêmes abcès peuvent se frayer également une voie à

travers un point quelconque du tube digestif, dans
le duodénum ou dans le côlon. La rupture des abcès
rénaux dans l'intestin est aussi mentionnée dans plusieurs passages de la *Collection hippocratique.*

Fernel (1) en parle en ces termes : « Hæc, quum
« accidunt, tota jam pene renis substantia putredine
« consumpta est, illincque pus redundans inter peri-
« tonæi membranas fluctuat. Hujus copia, interdum
« vidimus totam ventris lumbarumque regionem di-
« stendi, et pus hinc tum dejectione, tum vomitione
« reddi sincerum. »

« J'ai touvé en 1707, dit Portal (2), dans le cadavre d'un homme de 50 ans environ, le côlon, le péritoine et le rein gauche tellement adhérents entre
eux que ces trois parties ne pouvaient être désunies.
Il y avait dans le milieu de cette adhérence une ouverture par laquelle le rein communiquait avec le
côlon ; ce rein était très-volumineux et contenait plusieurs abcès avec de petites pierres. »

Nous lisons dans Frauk (3) cette phrase : « Ipsa
« vero hæc vomica..... exterius disrupta, in laxa et
« cellulosa musculorum lumbalium, cruralium in-
« ternorum interstitia. » Plus loin il ajoute : « Ad ex-
« teriora quidem eumdem renis abscessum apertum
« fuisse, ac cum urina purulenta calculum evacuasse;
« sed brevi tempore colon etiam intestinum perfo-
« rasse, ac urinam purulentam, cum flatibus et excre-
« mentis, non modo per anum, sed per externum

---

(1) *Universa medicina. Pathologia.,* lib. vi, cap. 12.
(2) *Anatomie médicale,* t. V, p. 380.
(3) *De Curandis hominum morbis,* in caput *Nephritis,* t. II.

« quoque ad lumbos, et iliæ ulcus expulisse comper-
« turo habemus. »

Les deux premières citations sont tirées de l'ouvrage de M. le professeur Rayer.

Grâce à l'obligeance de notre excellent ami M. Cornil, interne des hôpitaux, nous pouvons citer un cas
d'ouverture d'un phlegmon périnéphrétique dans le
côlon transverse ; l'observation a été prise par M. Cornil lui-même dans le service de M. le Dr Lailler, qui
a bien voulu nous permettre de la publier. Nous la
reproduisons *in extenso*.

Obs. VIII. — *Tumeur de la région du flanc droit. Mort ; autopsie.
Cancer du rein, périnéphrite, psoïtis, perforation du côlon
transverse.*

(Observation recueillie par M. Cornil dans le service de M. Lailler à l'hôpital
Beaujon.)

M....., 66 ans, pédicure, d'une forte constitution, de tempérament sanguin, entre à l'hôpital le 3 décembre 1862. Il raconte
qu'il y a quatre ans il a été amené sans connaissance à l'hôpital Beaujon, et qu'à partir de cette époque il a eu à 12 ou 15
reprises des hématuries qui venaient tous les mois et duraient
de huit à dix jours. Elles étaient accompagnées de violentes
coliques expulsives, à la suite desquelles il rendait des caillots
sanguins, jamais fibrineux, ni assez gros pour avoir de la difficulté à passer par l'urèthre. Ces hématuries ont cessé plusieurs
mois, pour reprendre leur cours au commencement de l'année 1852.

Il urina du sang en assez grande abondance pendant quinze
jours, et il entra dans le service de M. Morel-Lavallée, à Beaujon ; on lui posa 40 sangsues, 6 cautères dans les reins, des
sinapismes ; on l'a sondé sans trouver de calculs.

Il avait alors une tumeur, de la grosseur du poing environ,
dans le flanc droit ; c'était la première fois qu'il s'en aperce-

vait, et cette tumeur a grossi considérablement depuis un an. Il n'a pas eu d'hématurie depuis sa sortie de Beaujon; il a eu, pendant ce premier séjour à Beaujon, une diarrhée très-abondante, que n'ont pu arrêter ni le sous-nitrate de bismuth, ni les préparations opiacées. Il s'est aperçu depuis qu'il rendait toujours des selles liquides, noires, fétides, habituellement accompagnées de coliques, douleur qu'il comparait à celle que causerait une tumeur dans la région épigastrique. Il a eu des éructations, des renvois acides, mais jamais de vomissements; peu d'appétit.

État actuel le 3 décembre. Homme amaigri, mais de bonne constitution, peau jaunâtre, pommettes creuses et rouges, ainsi que le nez, sur lequel on voit des varicosités vasculaires. Le malade avoue qu'il s'est adonné autrefois à l'eau-de-vie, qu'il buvait habituellement 5 à 6 petits verres par jour et quelquefois plus, habitude avec laquelle il a complétement rompu depuis trois ans.

La percussion du thorax donne une sonorité exagérée de la poitrine; la matité du cœur est petite; le foie ne descend pas au-dessous du rebord des fausses côtes; la région épigastrique est douloureuse à la palpation et à la percussion.

Dans le flanc droit est une tumeur énorme, allongée obliquement d'arrière en avant, étendue des fausses côtes à l'épine iliaque. En plaçant une main en arrière et l'autre en avant, on embrasse toute la tumeur, qui a environ le volume de la tête d'un enfant. Elle est sans fluctuation; la percussion exercée sur elle donne une matité absolue, sans réveiller de vives douleurs, et montre que par son extrémité supérieure elle est en contact avec le foie; l'auscultation y fait entendre un bruit artériel assez fort, mais pas de souffle bien accusé.

Le reste de l'abdomen développé est sonore.

Les jambes sont en partie anesthésiées à leur partie inférieure, à la face interne du pied et de la cheville. Il y éprouve aussi des fourmillements et des contractions involontaires, surtout pendant la nuit.

4 décembre. Le malade nous dit que depuis trois ans il

ressent de la pesanteur dans la région rénale; qu'il s'est aperçu là d'une tumeur moins grosse que le poing. On le fait lever et marcher; la marche est pénible, les pieds sont traînants, mais il n'y a ni ataxie ni paralysie manifeste.

Le 5. Les urines présentent un dépôt purulent considérable; elles coagulent abondamment par l'acide nitrique et la chaleur. Au microscope, le dépôt est constitué uniquement par des globules de pus; pas de corpuscules rouges.

Le 16. Le malade a toujours, depuis son entrée, un dévoiement considérable que rien n'a pu arrêter. La tumeur fait des progrès en largeur. — On prescrit 2 pilules de 1 centigramme chacune de nitrate d'argent.

Le 17. On prescrit 3 pilules de nitrate d'argent.

Le 26. Le malade a toujours beaucoup de diarrhée et il fait sous lui.

Le 29. Mort.

Autopsie faite le 30 *décembre.* Amaigrissement très-prononcé; pas de décomposition ni de rigidité cadavérique.

Poitrine. Les deux poumons offrent l'aspect gonflé et la mollesse spéciale (oreiller de plume), de l'emphysème; ils se recouvrent l'un l'autre à leur partie inférieure, en sorte qu'on ne voit pas la surface du péricarde, leur couleur est d'un gris ardoisé; ils sont anémiques à leur partie antérieure.

Le péricarde est sain à sa face viscérale aussi bien que pariétale. Très-peu de sérosité claire.

Le cœur est gros, et son ventricule gauche un peu hypertrophié; le tissu musculaire est dur; rien aux orifices; aorte suffisante; quelque plaques jaunes athéromateuses non ulcérées de l'aorte à son origine; imbibition sanguine de l'aorte pectorale et abdominale avec les mêmes altérations athéromateuses.

Plèvres saines. A la surface du sommet des poumons qui ne sont pas adhérents existent des plaques fibreuses très-dures et déprimées. Dans le poumon gauche existent en outre des noyaux transparents et opalins sur une coupe, assez fermes dans le lobe inférieur ; ils sont arrondis, du volume d'une tête d'épingle à une cerise, et ils siégent soit à la surface, soit dans la profondeur du tissu pulmonaire.

Abdomen. Le foie descend à deux ou trois travers de doigt au-dessous des fausses côtes ; sur sa surface on voit des plaques blanches avec des arborisations fibreuses ne dépassant pas en profondeur la capsule de Glisson. La vésicule biliaire est distendue, longue ; la bile reflue facilement dans l'intestin par la pression exercée sur la vésicule.

Le côlon transverse, à sa réunion avec le côlon ascendant, adhère intimement avec la tumeur de la région rénale. En écartant ces adhérences, on tombe sur un foyer purulent qui communique par une perforation avec la surface interne du côlon. La perforation est petite, mesure 1 millimètre de diamètre ; ses bords sont nettement taillés, amincis et de couleur noire. Sur la face muqueuse de l'intestin existent, dans le voisinage de cette perforation, des ulcérations plus ou moins profondes, dont les bords sont taillés à pic, et le fond vascularisé, mais sans que les bords ni le fond soient indurés. Ces parties n'offrent pas non plus de fongosités ni de granulations.

Le péritoine est partout normal à sa surface.

La lame péritonéale qui couvre le gros intestin passe aussi, sans solution de continuité, ni altération, sur la tumeur rénale qui le soulève ; cette tumeur elle-même a le volume des deux poings réunis ; elle se vide en partie, par la sortie du pus, dans la collection purulente indiquée précédemment qui existe dans le tissu cellulaire périnéphrétique et dans les lames du méso-côlon.

On enlève par la dissection cette tumeur, et on voit qu'à sa partie supérieure et interne elle repose sur du tissu cellulaire infiltré de pus. Plusieurs petits foyers purulents isolés sont aussi ouverts, et tout le tissu cellulaire qui entoure le rein est phlegmoneux. En outre le psoas est lui-même atteint par l'inflammation suppurative ; ses fibres sont bleuâtres, molles et séparées par du pus. Cette altération musculaire ne s'étend pas au muscle iliaque, ni au delà de la région du flanc,

et les faisceaux du psoas sont parfaitement sains dans la ré·
gion iliaque.

La tumeur, ainsi séparée, est élastique et fluctuante; en la
fendant complétement on pénètre dans un abcès de la grosseur
d'une petite orange formé par la distension du bassinet. Le
contenu en est blanc, épais, caséeux; la partie centrale du
contenu se détache aisément, mais la portion de ce pus épaissi
qui tapisse les parois y adhère assez intimement pour qu'on soit
obligé de gratter avec le manche du scalpel pour l'enlever. On
décolle facilement la capsule fibreuse de la surface du rein, et
on s'assure alors qu'il n'y a pas de perforation de la capsule, ni de communication du tissu rénal avec le tissu cellulaire ambiant; la surface du rein mise à nu offre des bourgeons cancéreux très-caractéristiques, les uns, gros comme un
petit pois et arrondis; les autres, plus volumineux, larges et
aplatis; les plus petits offrent sur une coupe une coloration
grise transparente, et il en suinte au raclage un liquide louche.
Les plus gros présentent sur une coupe une coloration blanc-
grisâtre ou jaunâtre, opaque, sans qu'il s'écoule de liquide en raclant leur surface. En pressant ces derniers, on en
exprime un détritus demi-liquide, épais, caséeux ; toute la sub·
stance rénale paraît sur la surface de section transformée et
envahie par le cancer; on y voit des ilots plus ou moins considérables, présentant les caractères ci-dessus énoncés; à la
surface du bassinet, existent de petites saillies coniques, qui
paraissent être les cônes de la substance des pyramides.

Examen microscopique du rein fait par M. Cornil. Le liquide
caséeux contenu dans le bassinet présente des corpuscules de
pus en voie de régression graisseuse. Quelques-uns sont déformés comme les corpuscules attribués par Lebert au tuber-
cule; ils se trouvent dans une gangue fibrineuse constituée en
partie par des granulations, mais où l'on voit aussi de fines
fibrilles.

Les petits bourgeons de la surface du rein, examinés sur des
coupes fines, montrent des cellules allongées, ovulaires ou
rondes, volumineuses, possédant un gros noyau et un nucléole

brillant, accolées les unes aux autres, sans forme déterminée, en tourbillons, en tractus, mais sans l'interposition en aucun point de tissu cellulaire constituant des tractus alvéo-
laires; il n'y a pas non plus d'alvéoles dans les parties opaques
et jaunâtres; on y trouve de grandes cellules irrégulières mu-
nies de noyaux volumineux et de nucléoles brillants ou bien
de corpuscules plus petits et déformés. Tous ces éléments
sont envahis, dans les parties opaques, par la dégénérescence
graisseuse.

Le rein gauche est parfaitement sain.

La rate, de volume normal, est également saine.

Les ganglions lymphatiques lombaires ne sont pas altérés,
ceux de la région inguinale sont gros; quelques-uns d'entre
eux, du volume d'une noisette, sont rouges à la coupe.

La vessie contient une urine trouble, purulente; il n'y a pas
d'altération notable de sa surface ni de ses tuniques.

La prostate passe au devant de l'urèthre. Les canaux éja-
culateurs laissent suinter un liquide rougeâtre; les uretères
ne sont ni distendus ni altérés.

Tête. Le crâne n'est pas épaissi; la dure-mère est saine; les
sinus sont vides; une assez grande quantité de liquide s'est
échappée de la séreuse arachnoïdienne; les ventricules latéraux
sont tous les deux distendus.

Pas d'altération de la substance cérébrale.

Rachis. Rien de notable à la moelle qui est ferme dans toute
son étendue; le sinus veineux et les veines situées à la partie
antérieure du rachis, entre la dixième vertèbre dorsale et la
deuxième lombaire, sont remplis de sang noir; à ce niveau
la dure-mère est rouge, imbibée de sang ainsi que son tissu
cellulaire, et adhérente à la face postérieure du corps des vertèbres.

Les corps des vertèbres, sciés dans toute leur hauteur, étaient
sains.

M. le Dr Chassaignac a bien voulu nous communiquer l'observation suivante :

Obs. IX. — *Phlegmon périnéphrétique, ouverture du foyer dans l'intestin.*

Au n° 3 de la salle Sainte-Marthe est couchée la nommée R..... (Marie), âgée de 21 ans, demeurant rue Saint-Denis. Cette jeune fille est entrée dans le service le 17 septembre 1859 ; elle est malade depuis vingt-sept mois ; elle eut l'année dernière une inflammation d'entrailles ; quelque temps après elle ressentit des élancements dans le côté droit ; un abcès se forma ; il fut ouvert, deux mois après, au moyen d'une application de potasse caustique, par M. le professeur Nélaton. Cet abcès existait à la région lombaire du côté droit, le long de la colonne vertébrale ; l'abcès suppura pendant trois mois, et la malade entra à l'hospice Dubois, où l'abcès se ferma. Au bout de quelque temps, la malade est atteinte par la variole, son abcès s'ouvre de nouveau, puis enfin se referme.

Lors de son entrée dans la salle Sainte-Marthe, M. Chassaignac établit un tube à drainage dans la fistule qui existait alors. Il y a en outre une troisième ouverture qui, en ce moment, est cicatrisée. Il ne sort plus de matières intestinales de cette fistule, mais cela est arrivé. On a vu sortir de la fistule du bouillon aux herbes, des purgations, et une fois même des matières fécales, sous l'influence d'un lavement huileux. Il semble qu'il y ait eu là une soupape dont les excitants anormaux forçaient la barrière en causant des mouvements antipéristaltiques. Les mêmes phénomènes se sont produits dernièrement, accompagnés de douleurs aux époques menstruelles. Les règles, autrefois arrêtées, ont repris leur cours habituel.

A la fin de décembre 1859, l'état général est peu satisfaisant, on craint qu'un nouvel abcès ne se forme près du premier.

On acquiert bientôt la certitude que cette supposition n'est pas fausse par les vives souffrances qu'accuse la malade. On introduit un second tube à drainage qui donne issue à une grande quantité de pus dont le mélange avec les matières fécales fait bien voir la communication de l'abcès avec le tube intestinal.

Le 17 janvier, la malade demande à sortir; on lui accorde son exeat.

Nous trouvons dans l'ouvrage de M. le professeur Rayer un exemple remarquable d'ouverture spontanée d'abcès rénal dans le côlon descendant. Voici cette observation :

Une jeune femme entra, le 16 septembre 1829, à l'hôpital Saint-Antoine, auquel j'étais alors attaché. Assez faiblement constituée, elle a cependant toujours joui d'une bonne santé. Il y a cinq mois, elle s'aperçut qu'elle portait dans le flanc gauche une tumeur douloureuse; l'appétit est perdu, les règles se sont supprimées et ont été remplacées par des flueurs blanches; les urines ont été purulentes, des sangsues ont été appliquées à plusieurs reprises.

Le 1er janvier, elle offre l'état suivant : elle est maigre, pâle, a peu d'appétit, mais elle digère bien ce qu'elle prend; urines normales; pouls fréquent, petit, misérable; poitrine sonore, extensible; dans le ventre, la malade éprouve des douleurs pongitives qui redoublent par instants; plus fortes, plus fréquentes le soir et la nuit que le jour et le matin, elles ont leur siége dans une tumeur qui s'étend depuis les fausses côtes du côté gauche jusqu'au pubis en bas, et jusqu'à la ligne blanche, dont elle s'éloigne en haut, tumeur facile à circonscrire par la percussion; dans toute son étendue, matité très-grande; tumeur dure, résistante, un peu bosselée, inégale; elle repousse le diaphragme en haut, vers la poitrine; pas de sommeil, appétit irrégulier.

Depuis le 5 janvier, on fait tous les jours des frictions sur la tumeur avec 1 gros de pommade d'hydriodate de potasse; un peu d'amélioration. Jusque-là on ne savait si on avait affaire à un abcès rénal ou à une tumeur cancéreuse. Les antécédents faisaient croire à un abcès dans le rein.

Dans la nuit du 9 au 10, la malade fut prise de diarrhée très-abondante qui la soulagea beaucoup. L'infirmière dit que les matières rendues étaient de différentes couleurs, filantes, d'une odeur insupportable, et ressemblaient à la matière d'un abcès ou à des matières fécales. En examinant la tumeur, on s'aperçut qu'elle avait diminué de volume; elle n'était plus dure, bosselée; le toucher faisait sentir un reste d'engorgement, mais moins sensible, et une sonorité évidente avait remplacé la matité observée antérieurement. Depuis lors la malade se couche indifféremment sur les deux côtés, elle peut s'asseoir et se coucher en avant, ce qui lui était difficile auparavant; pouls petit, 110 pulsations.

Les jours suivants, la diarrhée continue, urines naturelles, peau sèche, face pâle, pouls plus rapide et plus petit, un peu de délire la nuit, ventre peu sensible, anorexie, amaigrissement rapide.

Mort le 25.

Autopsie faite trente heures après la mort. — Rien dans les centres nerveux. Poumons d'un blanc rosé et décolorés; au sommet droit, des cavernes du volume d'avelines. Cœur normal. En ouvrant la cavité abdominale, on voit une tumeur qui occupe le flanc gauche, dont elle s'éloigne en haut, et qu'elle touchait en bas, de manière à être oblique. Adhérences de la tumeur avec le diaphragme, qu'elle soulève; elle adhère aussi à la paroi postérieure et latérale gauche de l'abdomen, ayant à sa droite la rate et le grand cul-de-sac de l'estomac. Le côlon descendant, soulevé par la tumeur, passait sur son milieu sans lui adhérer, et l'*S* iliaque faisait un coude qui touchait la partie inférieure de la tumeur. Là une portion du mésentère adhérait aussi à la tumeur, et par la destruction d'une adhérence qui existait entre ces trois parties, il s'écoule dans le petit bassin une petite quantité de matière sanieuse peu odorante. Le mésentère était d'un noir sale dans sa portion adhérente, qui correspondait à une perforation de la largeur d'un sou, située au coude que formait l'*S* iliaque du côlon, et qui se continuait avec une sorte de canal qui passait sous la tumeur et allait se rendre dans son intérieur. Ce canal avait 1 pouce de long à peu près. Ce n'était pas dans la partie la plus déclive ni au point où elle adhérait au côlon par le coude qu'elle formait, que la tumeur s'ouvrait dans cet intestin, mais bien au moyen de ce canal. Depuis cette large perforation jusqu'à l'anus, on voyait çà et là des plaques rouges non ulcérées où la membrane muqueuse était un peu épaissie. Le rein, formant une coque à parois dures et comme cartilagineuses, était divisé à l'intérieur de ses cavités principales, qui communiquaient deux à deux, et venaient se rendre à un canal unique, le bassinet. Il y avait un peu de pus sanieux dans leur intérieur ; quelques-unes de ces cavités étaient lisses, d'autres tapissées d'une membrane grisâtre, sale, granuleuse. La coque du rein était noirâtre, dure, et ne présentait plus trace d'organisation. Vessie saine, ainsi que les autres organes.

Il s'agit dans cette observation d'un abcès rénal, et non d'un phlegmon périnéphrétique, mais cependant nous avons pensé qu'il serait utile de la reproduire, parce que d'une part elle présente certains symptômes communs avec la périnéphrite, et que d'autre part cependant, elle peut servir d'exemple à opposer aux phlegmons du tissu cellulaire circumrénal et être utile ainsi dans le diagnostic de cette affection.

5° *Ouverture du phlegmon dans le poumon.* — Enfin le phlegmon périnéphrétique peut par ses progrès décoller le péritoine qui revêt la face inférieure du diaphragme, écarter les fibres de ce muscle, les macérer et peut même se frayer une ouverture à travers elle ; alors, comme j'en ai constaté un exemple dans une autopsie faite à Lariboisière, la plèvre peut être décollée dans une certaine étendue. On comprend la possibilité d'une rupture de la plèvre dans ces cas et une issue du pus dans la cavité de la poitrine. Quand le pus s'est frayé un passage dans le poumon, le malade est pris d'accès de toux ; il rend des crachats mêlés à une assez grande quantité de pus qui peut avoir l'odeur urineuse.

Tel est le cas suivant, observé par M. Rayer et rapporté dans la thèse de M. le Dr Féron :

Un malade, âgé de 40 ans environ, était entré dans le service de M. Rayer, à la Charité, pour se faire traiter d'une douleur très-aiguë dans la région lombaire droite, douleur qui augmentait à la plus légère pression, et par les mouvements du tronc. Il y avait de la fièvre, mais elle n'était pas proportionnée à l'intensité de la douleur. Il n'y avait ni chaleur morbide, ni tuméfaction, ni empâtement dans la région douloureuse; la percussion était très-pénible au malade, et produisait le son qu'elle a dans l'état normal. Il n'y avait ni pus dans l'urine, ni douleurs suivant le trajet de l'uretère, ni aucun désordre fonctionnel des reins en rapport avec une néphrite. L'état de la région lombaire, du côté opposé, était tout à fait naturel, et le malade n'avait pas eu antérieurement de maladies des voies urinaires; la teinte de la peau était naturelle, et rien n'autorisait le soupçon d'une maladie du foie. Quoiqu'il n'eût éprouvé, avant l'invasion de la douleur, aucun dérangement fonctionnel du gros intestin, ni diarrhée, ni constipation opiniâtre, M. Rayer pensait à un phlegmon du tissu cellulaire extra-péritonéal voisin du rein, phlegmon déterminé soit par une perforation, soit par toute autre lésion latente de la portion ascendante du côlon. Le malade assurait d'ailleurs qu'il n'avait fait aucun effort musculaire des lombes pour soulever ou porter un fardeau, et qu'il n'avait point eu de douleurs dans les articulations des membres. Une saignée du bras et plusieurs applications de sangsues furent faites tout à coup, sans d'autre résultat que de transformer la douleur de la région lombaire droite en une sorte d'engourdissement. Les jours suivants, on se borna à faire appliquer sur la région lombaire douloureuse des cataplasmes émollients arrosés de laudanum ; l'engourdissement persistait, et la douleur semblait augmenter par les mouvements de la respiration lorsqu'on explorait la poitrine, qui n'offrait pas de phénomènes morbides, soit à la percussion, soit à l'auscultation.

A la visite du matin, on présenta à M. Rayer la moitié d'un crachoir rempli de pus, que le malade avait rendu par la bouche. Quelques semaines après le malade sortit de l'hôpital, guéri.

Cette évacuation du pus par le poumon et ensuite par la bouche est rare ; cependant on en trouve deux observations dans les *Archives générales de médecine*. La première est due à M. Ducasse fils, chirurgien, à Toulouse (1) ; la voici :

Un homme, depuis longtemps, était atteint d'une douleur au côté gauche de la poitrine, qui avait fini par rendre la respiration difficile, les mouvements du tronc douloureux, et par forcer le malade à rester au lit. Tout à coup la douleur se fixe à la région lombaire, derrière les côtes asternales ; il y a fièvre vive pendant onze jours. Une fluctuation en ce lieu engage à y faire une ponction qui donne issue à 2 livres de pus de bonne qualité, et lorsque, deux jours après, on se préparait à réitérer la ponction, soudain le malade, après un accès de toux, expectore 6 livres de crachats mêlés d'un pus semblable à celui de l'abcès lombaire. Celui-ci est largement ouvert, et le malade guérit en un mois.

---

(1) *Archives gén. de méd.*, t. XV, p. 462, année 1827.

La seconde est due à M. Cantegril, médecin et chirurgien de l'hospice de Murat (1).

Un homme resta cinq mois à l'hôpital de Toulouse pour une plaie contuse de la jambe; quinze jours après qu'il en est sorti, il est saisi d'une douleur très-vive à la région lombaire gauche, avec fièvre; un abcès parait se former à cette partie; au bout de huit jours la douleur se propage dans le côté gauche de la poitrine, avec gêne de la respiration; cependant l'abcès se prononce rapidement à l'extérieur. Mais le jour même il expectore une matière purulente si abondante qu'elle remplit huit assiettes, et est estimée à 2 litres. Un vide dès lors parait exister à l'abcès lombaire; et, plaçant la main sur l'abcès lors de la toux, on sent une sorte de frémissement, comme si une colonne d'air s'y précipitait.

6° *Ouverture du phlegmon dans l'urèthre à travers la prostate.* — Le fait suivant, observé à la Maison de santé par MM. Demarquay et Vigla, est très-intéressant; il a été rapporté par M. Charnal dans les *Bulletins de la Société anatomique.*

Un homme, âgé de 62 ans, huissier de la maison de l'Empereur, entre à la Maison municipale de santé le 7 août 1858. Depuis cinq semaines il éprouve des douleurs assez vives au devant du rein droit; le ventre a augmenté de volume; l'urine est entièrement purulente depuis le commencement de la maladie; diminution de l'appétit et des forces; par instants un peu de fièvre. Il y a deux ans le malade avait éprouvé les mêmes douleurs pendant cinquante-deux jours, et à cette époque il avait eu quelques hématuries. Au niveau du rein droit on sent manifestement une tumeur globuleuse du volume des

----

(1) *Archives gén. de méd.*, t. XIX, p. 280, année 1829.

deux poings; tumeur fluctuante et qui est prise pour le rein abcédé. M. Demarquay se préparait à faire la néphrotomie, lorsque, le 1er septembre, le malade est pris de vomissements et de diarrhée, puis bientôt d'un délire extrême avec agitation. Enfin il meurt le 13 septembre 1858.

A l'*autopsie*, on trouve dans la région rénale droite une tumeur volumineuse occupant le tissu cellulaire de la région, et partant de cette région un conduit ayant à peu près le volume de l'intestin grêle, et se portant vers le bas-fond de la vessie. Le tout enlevé, on reconnaît que cette tumeur est indépendante du rein au devant duquel elle est située, et auquel elle n'adhère que par un point très-limité. Elle est formée par une poche parfaitement circonscrite, à parois résistantes, et elle contient une très-grande quantité de pus. Son conduit, plus long que le trajet qui sépare la tumeur de la vessie, décrit des circonvolutions et vient s'ouvrir dans l'uretère, en traversant la prostate. Cette ouverture se trouvant près du col de la vessie, le pus s'écoule dans ce réservoir, et n'est rendu que par la miction. Les reins, les uretères, les intestins, sont sains.

7° *Ouverture du phlegmon dans le vagin.* —M. Féron cite un cas de phlegmon périnéphrétique dans lequel le pus est venu proéminer dans le cul-de-sac postérieur du vagin. On crut qu'on avait affaire à un phlegmon circumutérin; on fit une ponction suivie d'injections; la malade succomba, et à l'autopsie on reconnut qu'il existait une vaste communication entre le tissu cellulaire périnéphrétique et le vagin. Le rein était au milieu du foyer et il était sain.

ANATOMIE PATHOLOGIQUE.

On a eu rarement l'occasion d'examiner les tissus voisins du rein, tissu cellulaire, aponévroses, muscles,

pendant la période inflammatoire du phlegmon périnéphrétique ; car, dans quelques cas, la maladie arrivée au point où il y a inflammation des parties, et
non encore suppuration, se termine par résolution ;
ou bien le plus souvent continue sa marche crois-
sante, et on ne trouve plus à l'autopsie que des tissus infiltrés de pus et gangrenés. Cependant on peut,
d'après ce que l'on voit pour les affections inflammatoires dans lesquelles le malade meurt à cette période,
soit d'une maladie intercurrente, soit d'épuisement,
on peut, disons-nous, conclure ce qui doit se passer
dans des tissus analogues.

Les vaisseaux veineux sont gorgés de sang, les ca-
pillaires injectés, ce qui donne au tissu cellulaire un
aspect rosé ; les mailles de ce tissu sont remplies de
sérosité qui envahit également d'abord à un degré
léger le tissu cellulaire sous-cutané ; plus tard, quand
le pus est réuni au foyer et gène la circulation des
parois lombaires, la sérosité infiltrée dans le tissu
cellulaire sous-cutané augmente et détermine cet
œdème que l'on constate pendant la vie, et qui avec
la fluctuation constitue un des signes les plus certains
de la présence du pus. A un degré plus avancé, cette
sérosité qui remplit les mailles du tissu cellulaire profond devient louche, les cloisons intercellulaires se
rompent, et de petits foyers purulents se forment de
distance en distance, séparés encore par des mailles
nfiltrées de liquide séro-purulent. Bientôt ces foyers
isolés se réunissent et forment une nappe purulente
d'une certaine étendue; cette couche de pus est encore cloisonnée par des débris de tissu cellulaire in-

jecté; le pus s'étend depuis la face profonde des muscles carré lombaire et transverse, jusqu'à la face
postérieure du rein et depuis la face inférieure du
diaphragme jusqu'à la crête iliaque.

En avant, la paroi du foyer est constituée par le
rein, dont la face antérieure est adhérente au péritoine, qui le soulève pour ainsi dire ; une couche
plus ou moins épaisse de tissu cellulaire induré pro-
tége la séreuse abdominale du contact du pus. Par
suite de l'inflammation voisine et des adhérences qui
en sont la conséquence, le côlon ascendant ou descendant affecte des rapports anormaux avec les organes sous-jacents et voisins ; il adhère soit aux anses
de l'intestin grêle, soit avec le rein sous-jacent, et
n'est plus aussi libre, aussi flottant que dans l'état
normal. Le rein est protégé par sa membrane
fibreuse contre l'action du pus. Cette membrane,
épaisse, résistante, présente souvent dans son épaisseur des points indurés, blancs ou noirs, qui sont des
produits pseudo-membraneux déposés dans son
épaisseur ou à sa surface extérieure. Elle peut en
outre participer, dans un degré plus avancé encore,
à la phlegmasie voisine, et elle adhère quelquefois
si intimement à la substance corticale par sa face
interne, et aux parties voisines par sa face externe,
qu'il est souvent impossible de l'isoler de ces dernières, et que, lorsqu'on veut la séparer de la
substance corticale, il en reste quelques fragments
solidement adhérents à la face interne de la membrane fibreuse. Il n'est pas rare de remarquer en
outre des dépôts cartilagineux et calcaires, adhérents

à la membrane fibreuse, et qui peuvent être ratta-chés à des inflammations antérieures.

L'estomac n'est généralement pas atteint et n'ad-hère pas au foyer, ou du moins dans les autopsies qu'il nous a été donné de faire, nous ne l'avons pas trouvé.

La rate est plus immédiatement en contact avec la paroi de la collection purulente ; dans l'autopsie que nous avons faite à l'hôpital de Lariboisière, la rate était considérablement altérée dans sa consistance, d'une diffluence extrême, son parenchme, ou plutôt la boue splénique avait atteint une liquéfaction presque complète, et coulait comme une bouillie claire.

Le diaphragme, dans les autopsies auxquelles nous avons assisté, était altéré quant à la coloration et à la consistance de ses fibres musculaires. Le péritoine qui en revêt la face inférieure était décollé dans une certaine étendue et permettait ainsi au pus du foyer de baigner les fibres musculaires. Ces dernières peuvent être dissociées, écartées les unes des autres, et permettre le passage du pus dans la cavité thora-cique. Des adhérences s'établissent entre la base du poumon correspondant et la plèvre diaphragmatique et on conçoit ainsi la possibilité des évacuations du foyer par le poumon.

Les muscles qui forment les parois postérieures du foyer, muscles carré lombaire, transverse, sont le plus souvent à nu ; leurs fibres sont altérées dans leurs éléments ; il n'y a pas le plus souvent de membrane pyogénique. Ces fibres musculaires ont pris une coloration noirâtre, bleuâtre, qui indique

un commencement de putréfaction. On peut les déchirer facilement par la moindre traction. Les nerfs
du plexus lombaire qui sortent des orifices des vertèbres lombaires traversent ces muscles et tranchent
par leur couleur claire sur le fond gris verdâtre de
la paroi postérieure des lombes.

Les muscles psoas et iliaque peuvent également,
par suite de l'extension du foyer, présenter les
mêmes lésions que celles que nous venons de passer
en revue. Le tissu cellulaire de la fosse iliaque peut
aussi être envahi par le pus qui, comme nous avons
vu au chapitre des terminaisons, va quelquefois se
faire jour dans les régions très-éloignées de son
point de départ.

Le pancréas, dans l'autopsie que nous avons pratiquée à l'hôpital de Lariboisière, formait une des
parois du foyer.

Le rein, quand il est le siége de fistule et qu'il
contient un ou plusieurs graviers, est augmenté de
volume ; il est distendu par l'urine qui peut être
retenue par suite de l'oblitération plus ou moins
complète de l'uretère. Dans ce cas, le rein peut être
très-volumineux et contient toujours du pus en
assez grande abondance. Tantôt le pus est contenu
dans le bassinet, baignant l'extrémité des pyramides
de Malpighi, tantôt infiltré dans tout le parenchyme
rénal ; souvent il est réuni en foyer quelquefois très-
étendu sous la membrane fibreuse, entre cette
membrane et la substance corticale. On rencontre
aussi en cet endroit des produits pseudo-membraneux en assez grande abondance,

Les calculs sont retenus dans le rein; ils peuvent être renfermés dans les pyramides, ou bien dans les calices, ou bien encore un calcul volumineux peut être arrêté dans l'uretère et l'oblitérer. On peut encore trouver un calcul ramifié logé en partie dans le rein ; tandis que son autre moitié fait saillie dans le foyer périnéphrétique, et peut-être sentie soit par le doigt enfoncé profondément dans la plaie extérieure faite aux téguments, soit par la sonde métallique. Il peut enfin exister des pierres dans le foyer.

Le pus contenu dans le foyer des phlegmons périnéphrétiques est louable, phlegmoneux, quand la périnéphrite est primitive ; quand, au contraire, il a pour cause une lésion du rein, le pus est mêlé à une certaine quantité d'urine que l'on constate à l'aide des analyses chimiques, en extrayant l'urée. Dans ce cas, le pus est séreux, présente des grumeaux, et les parois du foyer sont presque toujours gangrenées. On peut encore trouver dans le pus des vésicules d'hydatides, soit qu'elles proviennent de la rupture des kystes du rein, soit qu'elles aient pris naissance dans le tissu cellulaire périnéphrétique lui-même. Le pus peut encore présenter des grumeaux formés de fibrine et provenant de caillots de sang. Si le pus provient d'un phlegmon consécutif à des violences, à des contusions sur la région lombaire, le pus peut avoir une coloration rougeâtre, par suite de son mélange avec du sang, surtout si le phlegmon a succédé promptement au traumatisme. Ce liquide, quand il est franchement phlegmoneux, que le foyer est assez limité, et n'est pas rapproché du tube digestif, peut ne contracter aucune mauvaise odeur ; mais, quand le foyer a eu le temps de s'agrandir, qu'il a envahi la fosse iliaque, et a gagné les parties voisines du tube digestif, du côlon ascendont ou descendant, alors il contracte une odeur repoussante, analogue à celle des matières fécales ; c'est ce qui arrive pour les abcès de la marge de l'anus, par exemple, et pour toutes les collections purulentes qui sont dans le voisinage du tube digestif. Cette odeur peut exister sans qu'il y ait perforation du tube digestif ; quand il y a eu perforation du côlon, le pus peut alors être mélangé à des matières stercorales, qui, ainsi que les gaz, ont pu sortir pendant la vie par l'ouverture du phlegmon.

Nous plaçons ici l'observation d'un malade que nous avons suivi cette année dans le service de M. le Dr Cusco, à l'hôpital de Lariboisière :

Obs. X. — *Phlegmon périnéphrétique ; incision. Mort. Autopsie.*

Le nommé T....., âgé de 30 ans, chauffeur, entre à l'hôpital de Lariboisière, salle Saint-Honoré, service de M. Cusco, 9 juin 1863.

Cet homme a toujours été d'une bonne santé ; il est grand, bien proportionné, et n'a jamais eu de maladie. Pendant les sept années de service militaire, il a été dans la mer Baltique ; il a assisté à l'assaut de la tour Malakof, en Crimée. Le jour de l'assaut, il reçut dans le flanc droit un éclat de bois qui lui fit une contusion assez violente pour le forcer à s'asseoir ; puis au bout de quelques instants il reprit son service. Il ne fut pas porté à l'ambulance, et depuis cette époque il ne s'est jamais plaint de douleurs de ce côté.

Son congé expiré, il retourna dans son pays, dans le nord de la France, puis revint à Paris travailler dans le bitume.

Il exerça ce métier pendant neuf mois; enfin il entra comme homme de peine au chemin de fer du Nord. Pendant tout ce temps, il ne reçut aucun coup, ne fit aucun effort qui pût causer la maladie actuelle. Au bout de cinq à six mois, il passa chauffeur et exerça ce métier fatigant pendant dix-huit mois, exposé aux refroidissements répétés et aux alternatives brusques de température. Jusqu'alors cet homme avait joui d'une santé parfaite. Il n'a jamais eu de douleurs de reins, n'a jamais eu de coliques néphrétiques, n'a jamais uriné ni pus, ni sang', ni graviers.

Depuis deux mois et demi environ cet homme souffre de la région lombaire gauche, non pas d'une manière continue, mais par intervalles; il put néanmoins exercer sa profession de chauffeur, malgré ses douleurs, pendant une quinzaine de jours; un des derniers jours du mois d'avril, il revenait d'Amiens sur sa locomotive, lorsqu'il ressentit des douleurs plus vives que d'habitude, ce qui l'empêcha de travailler pendant le voyage. Il arriva à Paris ayant du frisson et souffrant du côté : chez lui, il fut soigné par le médecin de la compagnie. On lui appliqua un vésicatoire volant sur la région latérale de la poitrine, au niveau du rein, puis des cataplasmes, puis un emplâtre. Il resta quinze jours chez lui, ayant la fièvre, mais sans caractère bien déterminé; il souffrait beaucoup du côté.

Enfin le 15 mai il entra à l'hôpital de Lariboisière, dans la salle Saint-Vincent (service de M. le professeur Tardieu). Les détails suivants, qui m'ont été donnés sur le malade pendant son séjour dans cette salle, sont dus à l'obligeance de M. Fritz, interne du service.

Dès son entrée dans la salle Saint-Vincent, les accidents intermittents, qui avaient été jusqu'alors peu accusés, se caractérisèrent. Il eut de vrais accès de fièvre intermittente quotidienne, contre lesquels on administra le sulfate de quinine qu'on porta à la dose de 1 gramme par jour. Les accès furent un peu modifiés, mais ne furent pas coupés; ils continuèrent sans avoir la même intensité ni la même régularité que lors de son entrée. Le malade se plaignit de souffrir dans la région hypochondriaque; il avait en effet un point très-douloureux dans la région splénique, de l'étendue d'une pièce de 5 francs environ ; il ne souffrait pas encore de la région lombaire proprement dite. La rate cependant ne paraissait pas augmentée de volume. Les douleurs devenant plus vives dans la région des reins, on appliqua sur cette région un vésicatoire, puis 8 ventouses scarifiées, des cataplasmes ; on lui fit prendre des bains. Enfin on remarqua que le malade, qui avait beaucoup maigri, ne pouvait plus étendre le membre inférieur correspondant au côté malade aussi bien que celui du côté opposé; on constata une fluctuation manifeste dans la région lombaire, et le malade fut alors envoyé dans une salle de chirurgie. Il passa dans le service de M. Cusco, le 9 juin 1863.

Voici l'état du malade à son entrée dans la salle Saint-Honoré :

Le malade se plaint d'une douleur très-vive s'exaspérant à la moindre pression et à la percussion, et siégeant dans toute l'étendue du flanc gauche. La partie postérieure du flanc est tuméfiée, ce qui est évident quand le malade est couché sur le côté droit ou sur le ventre; en passant la main, on sent une tuméfaction remontant jusqu'à la dixième côte environ, et assez bien limitée en cet endroit par un bord arrondi. La crête iliaque est insensible; mais la pression immédiatement au-dessus est douloureuse. Le malade couché sur le dos, on peut explorer profondément la fosse iliaque gauche sans trouver de tumeur ni provoquer de douleurs. On pénètre aussi avant dans l'une ou l'autre fosse; la pression devient douloureuse au-dessus de la fosse iliaque dans l'hypochondre gauche.

La percussion apprend que la rate est refoulée très-haut ; un peu au-dessous la matité est moins franche, à cause sans doute du voisinage de l'estomac ou du côlon ; puis commence la matité absolue due à la présence de la collection purulente, matité qui descend jusqu'au niveau de la crête iliaque. La fluctuation est manifeste sur une grande étendue de la région ; il n'y a pas de changement de coloration à la peau. La jambe gauche est légèrement rétractée, et on ne peut l'amener dans l'extension complète : pas de fièvre, perte de sommeil et d'appétit, amaigrissement notable. Le malade se plaint d'une grande gêne de respirer ; il y a de la dypsnée ; à la percussion de la poitrine, on ne trouve rien qui puisse expliquer cet état ; à l'auscultation, respiration soufflante, râles sous-crépitants ; le malade ne tousse ni ne crache. — Bouillons, potages ; potion avec extrait de quinquina, 4 grammes.

Le 11 juin, même état que la veille ; à la palpation de la région on constate facilement que la fluctuation a lieu d'un côté à l'autre du flanc ; en appliquant une main sur la fosse iliaque et l'autre sur la partie postérieure de la région on sent que par la pression le flot se porte de l'une à l'autre. La partie inférieure de la tumeur a dépassé évidemment la crête iliaque, et la collection purulente a envahi le tissu cellulaire de la fosse iliaque ; la moindre pression sur la tumeur est très-douloureuse ; les mouvements de la jambe gauche sont libres, le malade peut sans peine lever et abaisser le membre inférieur, mais il ne peut obtenir une extension complète ; facies un peu moins altéré qu'hier ; peau fraîche ; absence de sommeil et d'appétit.

Le 12. M. Cusco constate de nouveau combien la fluctuation est superficielle ; il fait avec le bistouri une incision à la région lombaire à quatre travers de doigt de la colonne vertébrale, et un peu oblique de bas en haut et d'avant en arrière ; à peine la peau et le tissu cellulaire sont-ils incisés qu'un flot de liquide s'échappe de la plaie ; M. Cusco agrandit l'ouverture sur la sonde cannelée, ce qui ouvre une large voie au pus qui s'écoule en abondance. En introduisant le doigt dans la plaie, on reconnaît qu'on est entré dans un abcès superficiel placé entre les muscles et le tissu cellulaire sous-cutané décollé dans une partie de son étendue, large comme le creux de la main ; ce foyer communique avec le foyer profond par une ouverture qui permet l'entrée du doigt. Par la pression sur le ventre et par les efforts de toux que l'on engage le malade à répéter plusieurs fois de suite, le pus s'écoule facilement : ce pus est phlegmoneux, louable veiné de sang provenant de l'incision; le malade respire plus facilement, il a moins d'oppression. Il s'écoule environ 1 litre de pus. On introduit dans l'ouverture de communication des deux foyers une mèche de charpie afin d'en éviter l'occlusion. Pansement simple; on engage le malade à se coucher sur le côté gauche afin de favoriser l'écoulement du pus. — Potion avec 5 grammes d'extrait de quinquina; bordeaux 200 gramm.; une portion.

Le 13. Le malade a mieux dormi, il respire plus librement que la veille; l'écoulement du pus est facile; il entraîne quelques caillots de sang provenant de la plaie et retenus dans le foyer. La matité s'élève moins haut. (Même pansement.) Les urines ne contiennent ni pus, ni sang, ni albumine, mais un dépôt considérable de sels calcaires qui sont reconnus pour être du phosphate ammoniaco-magnésien; 100 pulsations; peau bonne; langue humide.

Le 14. Le malade va bien, on lave la plaie et le foyer superficiel avec du vin aromatique étendu d'eau. — *Ut supra.*

Le 15. Le sommeil est revenu; l'appétit revient un peu; le pus est moins abondant; injection de vin aromatique dans le foyer superficiel; le pus répand une odeur fétide; l'état général du malade est bon; langue bonne, humide; la jambe gauche s'étend davantage.

Le 16. Le malade se sent mieux, il dort, il ne souffre pas; il urine bien, mais ne va pas à la selle; le pus s'écoule bien; 108 pulsations, peau bonne.

Le 17. M. Cusco introduit dans le foyer profond une sonde d'homme par l'orifice de communication; il s'écoule un pus louable, sans odeur gangréneuse; pouls à 108, petit; le malade dort bien, a peu d'appétit; il n'a pas de frissons. — Macération de quassia amara.

Le 18. Le malade a la figure altérée; il a eu de la diarrhée; ne souffre pas plus; le pus s'écoule bien, est de bonne nature. — 4 gramm. de diascordium et 4 gramm. de sous-nitrate de bismuth.

Le 20. Diarrhée moins forte; 100 pulsations; M. Cusco introduit la sonde dans l'orifice de communication et pousse deux injections d'eau tiède qui pénètrent dans le foyer et entraînent du pus en en sortant. — Riz; sirop de coings.

Le 21. A l'auscultation on constate des râles crépitants fins et du souffle. — Potion avec kermès 0,45 centigrammes.

Le 22. On fait une injection avec un peu de teinture d'iode étendue d'eau : la plaie est bonne; mais il y a dans le côté gauche de la poitrine une matité étendue, des râles crépitants fins dans toute l'étendue du poumon; pas de crachats; 120 pulsations; le malade est très-affaibli. — Potion avec kermès, 0,60; riz, sirop de coing; vésicatoire sur le côté gauche; 0,05 centigr. d'opium.

Le 23. Le malade est très-mal, n'a pas dormi, vomit tout ce qu'il prend; 120 pulsations, pouls très-petit, filiforme; l'auscultation révèle les mêmes signes. Le foyer contient un peu d'air. — Injection; même prescription; on fait prendre au malade quelques fragments de glace.

Le malade meurt le 23 juin à onze heures du soir.

Autopsie le 25 juin, trente-six heures après la mort.

Poitrine.—Les deux poumons sont revêtus de fausses membranes qui les attachent à la cage thoracique; ces fausses membranes semblent anciennes du côté droit, et de date plus récente à gauche. Le poumon droit est congestionné; il crépite dans toute son étendue; le poumon gauche crépite et laisse écouler sous la pression une écume spumeuse au sommet; mais, à mesure qu'on s'approche de la base, il ne crépite plus; rien ne s'en écoule; dans sa moitié inférieure, il n'est plus perméable à l'air; le doigt ne pénètre pas dans son parenchyme; il y a quelques points de pneumonie disséminés; mais il présente plutôt les caractères d'un poumon comprimé par le liquide pleurétique et emprisonné par les fausses membranes; celles-ci sont rosées et vasculaires, limitant parfois de petites collections de sérosité louche. Le péricarde contient environ un verre de sérosité; il existe quelques petites taches laiteuses sur le cœur. Le cœur est normal.

Abdomen. — Les anses intestinales sont saines; elles ne présentent ni injection, ni adhérences entre elles ; il n'y a pas de péritonite ; il y a environ 100 grammes de sérosité amassée dans le petit bassin. On place une ligature à chaque extrémité de l'intestin grêle qu'on enlève. Le péritoine qui tapisse la paroi postérieure de l'abdomen est parfaitement saine, de même que la partie qui descend du diaphragme et qui passe au devant du rein. Le côlon descendant est appliqué sur la fosse iliaque et sur la région du flanc sans présenter aucun signe d'inflammation.

Si on décolle le péritoine qui revêt la fosse iliaque, on tombe de suite sur le siége du phlegmon ; celui-ci a pour limites : en bas la ligne oblique suivie par les vaisseaux fémoraux ; la fosse iliaque est donc envahie, mais seulement en dehors du muscle psoas qui est intact dans son étendue, ce dont on se rend compte par des incisions intéressant toute son épaisseur. En dedans, le foyer est limité par la colonne vertébrale ; en arrière et en dehors, les muscles qui s'insèrent sur les vertèbres lombaires, le muscle carré lombaire et le muscle transverse, sont dans un état de décomposition déjà avancée. Ils ont été longtemps en contact avec le pus et l'air, ils sont d'un vert bleuâtre, qui tranche avec la couleur claire des nerfs qui sont comme disséqués.

En décollant le péritoine, on entre davantage dans le foyer lui-même, qui est formé de différents clapiers séparés les uns des autres par des cloisons incomplètes, que forment les débris de tissu cellulaire gangrené et de muscles décomposés. Les fibres musculaires du diaphragme sont aussi atteintes par la suppuration, et sont dans le même état que les autres. En détachant les nombreuses adhérences qui unissaient la base du poumon gauche à la plèvre diaphragmatique, on a pu décoller la plèvre qui revêt la face supérieure du diaphragme, et déchirer le muscle par suite du peu de résistance que présentent ses fibres musculaires, en sorte qu'il y a une vaste communication entre la poitrine et la cavité du foyer, communication qui s'est faite en dehors du péritoine et sous cette séreuse. Cette ouverture a dû se produire pendant l'autopsie. On remarque que la plèvre est décollée de la face interne des côtes et des muscles intercostaux internes, dans une assez grande étendue. L'ouverture de communication reconnue pendant la vie, entre le foyer superficiel ouvert par le bistouri et le foyer profond, est situé immédiatement au-dessous de la dernière côte. Elle a lieu à travers le muscle transverse.

A la face profonde de la paroi antérieure du foyer, paroi formée par le péritoine doublé de tissu cellulaire induré, on reconnut une masse charnue rougeâtre, qui était le rein. A la face postérieure du rein adhèrent quelques lambeaux de tissu cellulaire gangrené. Le rein, par sa face antérieure, est très-adhérent au péritoine, il l'est tellement qu'en essayant de l'en détacher, on déchire sa capsule fibreuse épaissie. Le rein, fendu dans sa longueur, est d'un rouge vif; il ne présente pas d'autres altérations : pas de graviers, pas de pus dans son intérieur; son volume est normal. A sa surface on remarque trois petits kystes séreux du volume d'un pois. L'uretère est libre dans toute son étendue.

Le rein droit est sain.

Le foie et le pancréas ne présentent pas d'altérations.

La rate, qui était très-rapprochée du foyer, a conservé son volume normal; mais son tissu est très-mou, et son parenchyme, d'une diffluence extrème, est réduit en une véritable bouillie sans consistance.

Cette observation est intéressante à plusieurs points de vue; pour nous, la cause de ce phlegmon est complexe. Nous nous sommes déjà demandé si un coup, une violence, ayant déterminé une forte contusion dans la région lombaire, pouvait être invoquée sept à huit ans après comme étant la cause de l'inflammation. On serait tenté tout d'abord de repousser cette opinion à cause du temps considérable écoulé entre le traumatisme et la production du foyer, surtout quand dans l'intervalle il n'y a eu aucune douleur dans la région. Cependant on aurait peut-être tort de l'écarter complétement. M. Chassaignac pense qu'une inflammation peut ainsi rester plusieurs années à l'état chronique, ayant déterminé dans les tissus un état particulier qu'il désigne sous le nom d'infiltration plastique, et qui n'attendrait, pour se révéler à l'extérieur, pour éclater, qu'une cause occasionnelle: c'est une épine enfoncée dans les tissus qui y reste longtemps sans révéler sa présence par des signes extérieurs, et qui à la première occasion développera une inflammation autour d'elle. Cette occasion aurait été chez notre malade les refroidissements auxquels il a été sujet, exposé sur sa locomotive en qualité de mécanicien à l'intempérie des saisons, passant brusquement du chaud au froid. Avant d'adopter complétement cette théorie, nous attendons que de nouvelles observations soient venues s'ajouter à celles que nous avons déjà recueillies ; du reste nous pourrions citer à leur appui ces faits d'inflammations qui peuvent rester latentes pendant un temps quelquefois très-considérable, et sommeiller en quelque sorte avant de donner lieu à des symptômes qui en révèlent l'existence ; tels sont les phlegmons de la fosse iliaque. Nous trouvons en outre dans cette observation, comme complication, l'existence d'une pleurésie et d'une pneumonie, qui ont occasionné au malade une gêne extrême de la respiration, et sont venues aggraver son état. Avant l'ouverture du foyer, on avait déjà entendu des râles dans ce côté de la poitrine; ces signes disparurent quand le foyer fut vidé; mais plus tard la pleurésie et la pneumonie se révélèrent par des signes non douteux, et à l'autopsie on trouva quelques points de pneumonie et surtout une pleurésie que l'on reconnut à la présence des fausses membranes et de l'épanchement.

L'observation suivante, qui nous a été donnée par notre ami M. le Dr Lancereaux, est un exemple des désordres qui peuvent résulter de la présence d'un phlegmon périnéphrétique.

OBs. XI. — Phlegmon périnéphrétique. Mort.

La nommée M..., âgée de 69 ans, brodeuse, demeurant quai d'Anjou, entre, le 9 avril 1861, à l'hôpital de la Pitié, dans la salle du Rosaire, au n° 6.

Cette femme, assez bien constituée, ne peut nous donner des renseignements sur ses antécédents, ni sur le début de l'affection qui l'amène à l'hôpital. On constate un développement exagéré de l'abdomen, avec sonorité à la percussion, sans bosselures; vomissements bilieux, fréquents et faciles; la pression et la percussion n'éveillent qu'une douleur légère. La malade accuse cependant une douleur assez vive dans la région des reins; cette douleur, au dire de la malade, remonterait à une époque déjà assez ancienne.

A la région épigastrique on croit sentir une tumeur que l'on pouvait croire dépendante du foie; mais cette sensation est due au grand épiploon qui se trouve ramassé et remonté. Le pouls est fréquent, assez développé; il l'est un peu plus que dans la péritonite; les traits du visage sont un peu altérés; les extrémités sont un peu froides; il n'y a rien du côté des centres nerveux, rien au cœur; la respiration est bonne; les fonctions digestives sont troublées, faute d'appétit; la malade accuse aussi quelques troubles du côté des voies urinaires; il n'y a pas d'œdème aux extrémités; la peau est assez normale; elle n'a pas le cachet cancéreux.

Autopsie. Les poumons, le cerveau, le cœur, n'offrent pas d'altération particulière, il en est de même du foie. La rate est saine et un peu plus volumineuse que d'habitude. La cavité péritonéale ne contient ni pus ni fausses membranes. Le mésentère est injecté, violacé, épaissi, enflammé; quelques anses intestinales sont violettes. On ne trouve pas tout d'abord la cause de cette péritonite; mais, en essayant d'enlever le rein gauche, on donne lieu à un écoulement de pus abondant, et bien lié. On supposa que ce pus provenait du rein suppuré; mais on trouva cet organe un peu au-dessus et en dedans du foyer purulent : il offrait à sa surface quelques petits kystes séreux, et de petits abcès assez superficiels; les urines n'ont pas été malades. Malgré le soin avec lequel les os ont été examinés, il fut impossible de trouver la moindre dénudation, de sorte que le phlegmon parut bien siéger dans le tissu cellulaire périnéphrétique ou sous-rénal. Quelle en fut la cause? Serait-ce la rupture d'un de ces kystes; on n'en sait rien. Le rein semblait cependant porter des cicatrices.

Le rein droit est peu altéré; mais le pancréas, qui se trouve compris en grande partie dans la collection purulente qui elle-même remonte jusque dans le tissu cellulaire qui l'enveloppe, est ratatiné et noirâtre. Ses éléments ne sont pas néanmoins très-manifestement altérés. L'ovaire renferme des kystes auxquels adhèrent les trompes.

Les symptômes principaux présentés par cette malade sont : la douleur du côté des reins, l'état non cancéreux de la peau, les vomissements bilieux, fréquents et faciles, l'état fébrile peu prononcé dans le jour, plus accusé la nuit. On voit par là que cette vaste suppuration ne détermine quelquefois que peu de signes locaux; car il n'est parlé dans cette observation ni de tumeur à la région lombaire, ni d'œdème du tissu cellulaire sous-cutané qui sont, comme nous le savons, les deux signes les plus importants pouvant faire reconnaître la présence du pus. Heureusement pour le chirurgien, l'ensemble des symptômes est le plus souvent plus complet. Il est probable que la maladie a marché longtemps d'une manière sourde, et que cette douleur lombaire, remontant à une époque déjà ancienne lors de l'entrée de la malade à l'hôpital, était la preuve de l'existence de cette inflammation.

L'observation suivante rapportée par le D' Gardien (1) nous prouve que ces abcès peuvent être pris pour une péritonite très-aiguë à la suite de leur perforation dans le péritoine :

Le 24 janvier 1821, en faisant à l'amphithéâtre de l'Hôtel-Dieu de Lyon l'ouverture de l'abdomen d'un sujet destiné à des préparations anatomiques, je trouvai cette cavité remplie par un liquide dont l'aspect me frappa ; car, au lieu d'une sérosité lactescente que je croyais rencontrer, je vis une matière d'un blanc jaunâtre, opaque, bien liée, semblable en tout au pus d'un phlegmon. Je fis écouler environ 2 pintes de ce liquide, et sa nature, inusitée dans la maladie que je supposais, m'engagea à examiner avec une grande attention le péritoine. J'essuyai la surface de cette membrane dans plusieurs points, et partout, je la trouvai saine. En poursuivant mon examen, je découvris, par le désordre et l'altération des tissus, le véritable siége du mal dans la région lombaire droite. Ayant enlevé avec soin la matière purulente accumulée dans cette partie, j'aperçus une ouverture à bords irréguliers, et offrant à peu près la largeur d'un écu de 3 livres ; au moyen d'un doigt

____

(1) *Journal clinique des hôpitaux de Lyon*, t. II, p. 435 ; novembre 1830.

introduit dans cette ouverture, je soulevai la paroi antérieure
d'une cavité que je mis à découvert par une incision prolongée
en bas sur cette même paroi.

Cette cavité s'étendait jusqu'au milieu du bord postérieur du
foie ; en bas, jusqu'au détroit supérieur du bassin ; en arrière,
elle était bornée par les couches aponévrotiques et musculaires de la région lombaire ; mais son plus grand développement s'était fait en avant, à en juger par la dimension de la
paroi antérieure, qui avait dû être distendue avant la déchi-
rure, laquelle avait permis l'issue du fluide.

Au fond de cette cavité se trouvait le rein droit, peu altéré
à sa surface et sain à son intérieur, baignant dans le pus, détaché dans tout son pourtour par la destruction du tissu cellulaire, qui l'enveloppe dans l'état sain. Le sujet dont il est ici
question a évidemment succombé à un phlegmon considérable
développé dans le tissu cellulaire qui abonde autour du rein ;
inflammation terminée par un vaste abcès dont l'ouverture
s'est faite dans le péritoine.

Ce cadavre venant de la ville, je n'ai pu savoir aucun renseignement sur la cause et les symptômes de la maladie, ni sur
le traitement employé pour la combattre ; je présumai seulement que cette maladie avait été très-aiguë, vu les formes
athlétiques du sujet et les traces récentes de 2 saignées aux
bras et de 15 sangsues sur l'abdomen.

D'après ce traitement, il ne semble pas qu'on ait eu
connaissance de l'existence d'un phlegmon périnéphrétique.

DIAGNOSTIC.

Dans l'histoire des phlegmons périnéphrétiques,
le chapitre du diagnostic est certainement le plus important et le plus difficile à exposer ; le plus difficile,
à cause du grand nombre de maladies qui ont des

points de ressemblance avec cette affection ; le plus important, puisque c'est en grande partie de la promptitude du diagnostic que dépend l'efficacité du traitement. Car il peut exister des désordres déjà bien grands quand le malade vient se plaindre de certains symptômes qui sont loin d'être en rapport avec la gravité de la maladie. L'existence des signes que nous avons exposés permet le plus souvent de reconnaître une inflammation très-vive du tissu cel-ulaire circumrénal, mais dans la plupart des cas, il est très-difficile de connaître quelle a été la cause, et quel est l'organe qui en a été le point de départ. Quand le phlegmon périnéphrétique survient dans le cours d'une maladie de l'appareil rénal, la cause est le plus souvent facile à trouver ; elle réside dans le rein ; mais, comme nous l'avons vu dans le chapitre des causes, cette vive inflammation se montre dans des maladies complétement étrangères aux reins, et pour lors le point de départ reste souvent inconnu. C'est ainsi que dans les refroidissements successifs, dans les fièvres typhoïdes et les fièvres graves, la re-lation de la cause à l'effet est encore bien obscure. Les violences exercées sur la région lombaire, les phlegmasies aiguës du rein, les maladies chroniques de cet organe, sont les causes fréquentes et bien avé-rées de cette maladie.

Mais bien des affections peuvent être confondues avec le phlegmon périnéphrétique : les abcès, les kystes séreux et hydatiques du rein ; les pyélo-né-phrites, les inflammations du foie, du côlon, de la rate, parmi les maladies de la région abdominale ,

puis parmi celles qui ont une origine plus ou moins
éloignée de cette région, les abcès ossifluents de la
colonne vertébrale. Telle est l'énumération rapide
des principales affections qui peuvent se présenter à
l'esprit du praticien devant un malade atteint d'inflammation et de tuméfaction de la région lombaire.
Aussi est-il bon d'avoir présents à l'esprit les symp·
tômes à l'aide desquels on pourra reconnaître dès
le début un phlegmon périnéphrétique, car c'est là,
comme je l'ai déjà dit , un point important et capi-
tal dans le traitement de ces vastes suppurations.

Nous croyons donc utile de résumer rapidement
les principaux traits de la symptomatologie de notre
sujet : maladie débutant par une douleur sourde,
passagère, puis continue, lancinante, augmentant
par la pression, la percussion et les mouvements du
tronc, résidant toujours dans un des côtés de la région lombaire, s'accompagnant de fièvre, d'abord
irrégulière, puis continue, d'accès intermittents assez caractérisés, avec empâtement et œdème de la région, de tuméfaction fluctuante derrière les reins, de
rétraction du membre inférieur correspondant; les
urines sont normales, ou bien contiennent du sang,
du pus ou des graviers; la guérison est souvent rapide après l'ouverture de l'abcès ; mais quelquefois
il s'établit des fistules donnant issue à du pus séreux
contenant de l'urine ou des pierres ; puis souvent
surviennent des phénomènes graves causés par la rétention du pus, accompagnés d'accidents ataxiques
ou adynamiques coïncidant avec la gangrène des

tissus. Dans ces cas la terminaison est toujours fatale.

Les accès de fièvre que nous avons signalés au début, et qui le plus souvent ont un caractère intermittent, sont de nature à mettre le chirurgien dans le doute et l'incertitude sur la véritable nature de la maladie, alors qu'il n'existe encore que peu de symptômes capables d'éclairer le diagnostic. Cependant dans le phlegmon périnéphrétique, ces accès intermittents ont un caractère particulier que n'ont pas ceux qui sont véritablement sous l'influence miasmatique et palustre ; la périodicité des accès n'est pas aussi franchement marquée. L'emploi du sulfate de quinine, du reste, modifie peu ces accès qui persistent malgré des doses considérables de ce médicament si puissant dans d'autres circonstances.

Au début, les douleurs que ressent le malade dans la région lombaire sont assez peu caractérisées pour qu'il s'aperçoive qu'elles ne résident que dans un des côtés des lombes ; il croit les éprouver dans les deux côtés, et alors pensant n'avoir affaire qu'à des douleurs de rhumatisme, il ne s'en inquiète pas et ne vient consulter que lorsque le mal a fait des progrès plus sérieux. Si le médecin est appelé alors qu'il n'y a que quelques douleurs dans les lombes, il devra se demander si le rhumatisme ou le lombago n'en serait pas la cause. Mais à la pression on reconnaîtra que dans le phlegmon la douleur ne se révèle que d'un seul côté, tandis que dans les maladies dont il s'agit, elle est le plus souvent double,

plus superficielle, ne s'accompagne pas d'élancements ni de sentiment de pesanteur, comme dans la
phlegmasie circumrénale, mais s'exaspère par le plus
léger mouvement du tronc, ce que l'on conçoit facilement puisque la phlegmasie réside dans les muscles eux-mêmes, tandis que dans le phlegmon périnéphrétique, où le siége du mal est profondément
situé, les grands mouvements seuls sont douloureux.

La contusion de cette région détermine une douleur vive qui peut quelquefois en imposer, d'autant
plus qu'elle peut être le début d'une périnéphrite ;
mais, à mesure que le temps s'écoule, s'il n'y a
qu'une contusion légère, tout disparaît sous l'influence d'un traitement antiphlogistique ; tandis que,
si à la contusion doit succéder l'inflammation du
tissu cellulaire profond, la maladie prend bientôt un
caractère plus sérieux, et d'autres symptômes alar-
mants viennent fixer le chirurgien sur la nature véritable de la phlegmasie.

MALADIES DU REIN.

De tous les organes de l'abdomen, dont les maladies peuvent être confondues facilement avec le
phlegmon périnéphrétique, c'est certainement le
rein qui en offre le plus grand nombre. Toutes les
maladies du rein que nous allons passer en revue
présentent plusieurs caractères communs avec l'affection qui nous occupe ; mais il est certains symptômes
propres aux unes, qui n'existent pas ou du moins à
un moindre degré chez les autres.

Néphrite. — Cette maladie présente certains symptômes qui lui sont communs avec le phlegmon périnéphrétique ; ce sont la douleur, le frisson, la fièvre, la tuméfaction.

La douleur est généralement plus profonde , plus sourde ; elle n'a pas le caractère lancinant, pulsatif, qui est le propre des collections purulentes en voie de formation. Elle est vraiment continue ; elle offre des moments de relâche dans son intensité ou de rémission. Plus limitée que dans le phlegmon périnéphrétique, elle s'étend quelquefois au delà du rein lui-même et suit alors la direction de l'uretère ; elle s'accompagne en même temps de douleurs dans les testicules, quoique ce symptôme et surtout la rétraction du testicule soient plus fréquents dans la pyélite calculeuse, ce qui n'a jamais lieu dans le phlegmon périnéphrétique ; elle s'aggrave aussi par la pression et les mouvements et occupe souvent les deux reins à la fois.

Le frisson qui apparaît au début de la néphrite manque rarement , mais il ne se reproduit plus, et n'a pas le caractère intermittent qu'il revêt dans le phlegmon du tissu cellulaire périnéphrétique.

La tuméfaction est peu prononcée dans la néphrite, souvent même elle n'existe pas ; la légère augmentation de volume des reins qui a lieu dans la néphrite ne détermine pas de tumeur dans la région rénale , à moins qu'il n'y ait rétention d'urine dans le bassinet ; il n'y a ni œdème ni empâtement, ni fluctuation.

La peau conserve sa température normale ; la

fièvre existe principalement au début, mais ordinairement elle n'est pas de longue durée ; dans quelques cas cependant elle est continue. Enfin, au début de la néphrite, les urines sont sanguinolentes, et plus tard elles contiennent souvent du pus, tandis que dans le phlegmon périnéphrétique l'urine reste normale, à moins qu'il n'y ait communication de l'abcès circumvoisin avec l'uretère ; dans ce cas, l'urine renferme aussi des graviers ; mais alors les autres signes locaux viennent éclairer le diagnostic.

La néphrite chronique se distingue du phlegmon périnéphrétique par l'absence de fièvre, de douleurs vives dans les reins, mais se caractérise surtout par une douleur sourde, peu vive, intermittente, résidant dans les lombes, et nullement comparable à celle d'un inflammation aiguë.

Pyélite calculeuse. — La pyélite calculeuse s'annonce le plus souvent par des accès plus ou moins répétés de coliques néphrétiques, qui cessent après l'expulsion du gravier ; il y a des frissons au début, des vomissements, des lipothymies ; les urines sont sanguinolentes. Si les graviers ne sont pas rendus avec l'urine, les douleurs se prolongent, augmentent après les repas, par les mouvements, les efforts de toux du malade ; quelquefois elles sont peu intenses ; d'autres fois les frissons se renouvellent fréquemment, les urines peuvent renfermer du sang pur ; les malades éprouvent dans la région des reins des sentiments de pulsations, d'engourdissements, de tension, s'il y a plusieurs calculs renfermés dans le bas-

sinet et les calices. Il y a une période de la maladie
où la ressemblance est encore plus frappante, c'est
lorsqu'il existe dans une des régions lombaires une
tumeur ordinairement bosselée, fluctuante, produite
par l'accumulation du pus dans la cavité du bassinet
et des calices distendus.

Le volume de ces tumeurs est quelquefois très-
considérable ; il peut s'étendre des fausses côtes et
du foie, quand la tumeur siége dans le côté droit,
jusqu'à la crête iliaque. La douleur n'est pas très-
vive, mais elle augmente par la pression de la main,
par les mouvements du tronc. Ces signes sont bien
de nature à faire croire à une pyélite, quand il s'agit
de phlemon périnéphétique, et réciproquement, tant
ces deux maladies ont de symptômes communs. M. le
professeur Rayer établit fort bien la distinction entre
ces deux maladies par le passage suivant. Nous ne
pouvons mieux faire que de le reproduire : « Il est
à noter que, dans le cas de tumeur formée par une
collection de pus dans la cavité du bassinet, la fluctuation est plus profonde aux lombes que dans le cas
d'abcès autour du rein. En outre, ceux-ci sont presque toujours suivis ou accompagnés d'un œdème du
tissu cellulaire sous-cutané de la région lombaire.
Presque toujours aussi les abcès situés entre la face
postérieure du rein et les muscles de la région lombaire finissent par soulever la peau dans un point où
la fluctuation est très-superficielle ; et si on applique
une des mains sur la partie antérieure de l'abdomen
et l'autre sur la région lombaire, la fluctuation est
plus sensible que dans le cas de collection purulente

dans la cavité du bassinet et des calices. » On peut ainsi diagnostiquer la pyélite calculeuse de la périnéphrite. Mais, quand en même temps il y a rétention du pus dans le bassinet et collection purulente dans le tissu cellulaire voisin, il est difficile de reconnaître l'existence de la dernière de ces deux affections; cependant quand, après avoir reconnu la présence d'un abcès dans le rein, le malade est pris tout à coup de douleurs plus vives dans la région lombaire avec œdème et fluctuation plus superficielle, on pourra soupçonner une perforation du rein avec évacuation dans le tissu cellulaire circumrénal d'une partie du pus renfermé dans le bassinet.

Une fois le foyer ouvert, si le chirurgien conservait encore quelques doutes sur l'existence d'un phlegmon consécutif à une lésion calculeuse du rein, l'introduction d'une sonde métallique par la plaie pourra le plus souvent faire reconnaître la présence d'un calcul, qui est tantôt libre dans la cavité de l'abcès périnéphrétique, tantôt adhérent au rein et enchatonné dans ses parois. On pourra même, à l'aide du doigt profondément enfoncé dans la plaie, reconnaître soit la présence d'un calcul, soit la face postérieure du rein, que l'on reconnaîtra à sa forme allongée, à sa surface lisse et assez éloignée des parois du foyer, car dans ces cas le rein est comme suspendu, adhérent qu'il est par sa face antérieure au péritoine qui le soulève.

Si le foyer, après l'issue d'une certaine quantité de pus, qui quelquefois est très-considérable, et peut atteindre plusieurs litres, tend à se rétrécir; si ses parois s'accolent et que la plaie se cicatrise, on aura

lieu de penser que l'on avait affaire à une périnéphrite idiopathique ; car dans les cas où il y a eu
issue de calculs et suintement d'urine par la plaie,
il est rare qu'il ne survienne pas des fistules qui mettent souvent plusieurs mois à se fermer, et qui peuvent
même devenir définitives ; ou bien si elles se ferment
trop tôt, au bout de quelque temps sous l'influence
de nouvelles douleurs très-aiguës, on verra l'abcès
se reformer, et le chirurgien sera dans la nécessité
d'ouvrir de nouveau le foyer sur l'ancienne cicatrice
ou dans son voisinage.

Hydronéphrose. — La marche essentiellement
chronique de cette maladie, le volume très-considérable de cette tumeur qui peut avoir depuis le volume
du poing jusqu'à celui de l'utérus dans les derniers
mois de la gestation, son insensibilité que l'on constate
soit à la percussion et à la palpation, soit dans son
développement, l'absence de fièvre, sont des signes
qui suffisent pour diagnostiquer l'hydronéphrose de
la périnéphrite ; les douleurs qui apparaissent souvent à son début ne durent pas ; ajoutez à ces signes
la suppression d'urine dans les cas où les deux reins
sont atteints à la fois, et vous aurez un tableau assez
fidèle qui ne vous permettra pas d'hésiter entre l'une
ou l'autre de ces deux affections.

Cancer du rein. — Le cancer peut, quand il envahit
le rein, déterminer une augmentation considérable
de cet organe et alors produire à la région lombaire
une tuméfaction qui peut en imposer sur la véritable

nature de la maladie. Mais cette tumeur présente une fausse fluctuation lorsque la masse se ramollit ; elle s'accompagne en outre d'hématuries fréquentes et des signes extérieurs de la cachexie cancéreuse.

Kystes séreux du rein. — Ces kystes, comme l'hydronéphrose, ont une marche lente, non douloureuse, qui les fera distinguer des tumeurs à marche aiguë. Ils atteignent du reste rarement un volume assez considérable pour former une tumeur à la région lombaire. Dans ces cas exceptionnels, ils pourraient être plutôt confondus avec l'hydronéphrose qu'avec un phlegmon.

MALADIES DU FOIE.

Hépatite aiguë. — Cette maladie se caractérise par des douleurs vives dans la région du foie, douleurs s'irradiant dans le dos, le long du rachis, ou quelquefois dans l'épaule ; le foie est augmenté de volume, et dépasse le rebord des côtes ; la couleur de la peau rappelle la teinte ictérique caractéristique des affections du foie ; les matières fécales sont décolorées ; le malade a une fièvre continue, quelquefois affectant la forme intermittente ; de l'agitation, du délire ; rare dans notre climat, l'hépatite est une maladie des pays chauds ; ces symptômes, énumérés rapidement et d'une manière incomplète, suffisent cependant pour montrer quelle différence il y a entre l'hépatite et la périnéphrite.

Kystes du foie. — Les kystes du foie s'en distinguent par leur développement indolent, par le temps qu'ils mettent à se développer, leur siége, qui ne peut être confondu avec celui du phlegmon périnéphrétique; le frémissement hydatique qu'on peut presque toujours percevoir.

Abcès consécutifs ou cancers du foie. — Les cancers du foie peuvent amener quelquefois, dans la région du rein, une collection purulente qui tantôt est limitée par la capsule de Glisson, tantôt renfermée dans la cavité du péritoine, mais contenue par des adhérences assez intimes pour empêcher l'irruption du pus dans le reste de la cavité abdominale. Ce foyer ayant pour cause une affection cancéreuse sera précédé de tous les signes de cachexie et de sérosité qui accompagnent toujours cette maladie et sur lesquels il est inutile d'insister davantage.

MALADIES DE LA RATE.

Les maladies de la rate, la splénite, les abcès développés dans le parenchyme de cet organe, sont rares, et ne déterminent pas dans la région lombaire une tuméfaction qui puisse être confondue avec celle des phlegmons périnéphrétiques. Les douleurs siégent plus haut et plutôt sous les côtes que dans la région des reins ; cependant certains signes généraux, tels que la fièvre, les frissons intermittents, pourraient faire naître du doute dans l'esprit. Mais l'inspection de la région suffira le plus souvent pour reconnaître quel est le véritable siége du mal. Du reste, s'il s'agit d'un phlegmon périnéphrétique, la percussion indiquera que la rate a conservé son volume, l'œdème de la région lombaire doit en outre faire penser à une affection inflammatoire du tissu cellulaire et non à un développement de la rate.

ABCÈS PAR CONGESTION.

Les abcès par congestion ou abcès ossifluents sont quelquefois très-difficiles à distinguer de la périnéphrite primitive. Cependant, en étudiant la marche de ces deux affections, on reconnaîtra que la périnéphrite débute brusquement, s'accompagne dès les premiers jours de fièvre, d'œdème dans la région lombaire; si on interroge les antécédents du malade, on trouvera souvent, pour expliquer la maladie, soit un traumatisme récent, soit une cause générale ou locale dépendant d'une lésion rénale, s'il s'agit de phlegmons consécutifs.

Au contraire, l'abcès par congestion ne se voit guère que chez les sujets débilités, faibles de constitution, scrofuleux, ayant depuis longtemps une déviation de la colonne vertébrale ou une saillie anormale soit dans la portion dorsale ou lombaire de l'épine dorsale; de plus, il y a absence de fièvre; pas de douleurs vives; en revanche les malades accusent dans les membres inférieurs une faiblesse qui dégénère bientôt en paralysie; puis, par suite des progrès de la maladie, il survient de l'incontinence d'urine et de matières fécales. La fluctuation de la poche est manifeste, et par l'habitude on peut faire refluer le liquide de la partie inférieure jusqu'à la partie supérieure. La taille du malade diminuera par suite de l'affaissement d'un des corps des vertèbres, d'où il résultera aussi une voussure plus ou moins notable ; l'examen de la poitrine fera découvrir la présence des tubercules pulmonaires dans la plupart des cas.

Si la tumeur est ouverte, soit naturellement, soit par le bistouri, la nature du pus ne sera pas la même s'il s'agit d'un abcès ossifluent ou bien si on a affaire à un phlegmon aigu. Louable, phlegmoneux, bien lié, dans le second cas ; le pus est mélangé de grumeaux épais, tuberculeux, dans le premier cas, et pourra contenir de petites parcelles d'os. S'il y a abcès par congestion, le pus ne reste généralement pas dans la région lombaire, si la lésion osseuse répond à une des vertèbres lombaires ; il suit alors la direction du muscle psoas, entre les fibres duquel il perce et vient former une tumeur molle, fluctuante, sous l'arcade fémorale et plus tard au niveau du petit trochanter.

Inflammation du côlon. — L'inflammation du gros intestin et plus tard sa perforation peuvent amener par continuité une inflammation du tissu cellulaire des lombes, surtout s'il y a à la suite pénétration des matières fécales dans les régions du flanc. La tumeur lombaire sera alors précédée de douleurs vives du côté du ventre, de symptômes d'entérite et de dysentérie ; le pus s'écoulera par le rectum, et si l'abcès est ouvert aux lombes, on verra des matières fécales

et des gaz sortir de la plaie; il pourra y avoir de
l'emphysème qui tendra même à se généraliser, ne
trouvant pas de barrières qui le limitent.

Psoïtis. — Nous avons vu dans l'exposé des symptômes qu'un des signes des phlegmons périnéphrétiques était la rétraction du membre inférieur correspondant au côté malade; ce signe peut induire en
erreur et faire confondre l'inflammation du tissu
cellulaire des lombes avec le psoïtis. Dans cette affection, la rétraction du membre inférieur est encore
plus prononcée que dans le phlegmon; la pression est
douloureuse, surtout dans la fosse iliaque, et elle l'est
très-peu dans la région lombaire où elle domine au
contraire dans le phlegmon. Dans le psoïtis le pus
vient faire saillie sous l'arcade fémorale et au niveau
du petit trochanter, tandis que cette marche n'est pas
la règle dans le phlegmon; la fluctuation est profonde dans le psoïtis, et la marche de la maladie est
lente; il n'y a en outre jamais de tuméfaction ni
d'œdème dans la région lombaire.

Phlegmon érysipélateux des parois lombaires. —
Le phlegmon érysipélateux de ces parois présente
quelquefois de sérieuses difficultés dans son diagnostic avec le phlegmon périnéphrétique. Au début,
ces deux affections peuvent être confondues, mais
plus tard la confusion n'est plus possible. En effet,
au commencement, le malade ne donne souvent aucun renseignement sur sa maladie; il est pris de
frissons, de fièvre vive, d'envie de vomir, de vomis-

sements, puis d'une douleur aiguë dans un des côtés
de la région lombaire. Dans cette région on constate
un gonflement non limité, mais diffus, existant d'un
seul côté ; puis de l'œdème, de la rougeur de la peau.
Ces symptômes sont souvent communs aux deux affections dont il s'agit ; aussi peut-on facilement les
prendre l'une pour l'autre. Mais bientôt le malade
est pris de délire quelquefois violent ; la rougeur des
téguments augmente et envahit une étendue considérable des parois de l'abdomen et du thorax. L'érysipèle remonte jusque dans l'aisselle ; il s'étend aussi
sur le côté des lombes opposé à celui où il a débuté ;
là commence la différence ; jamais, dans aucune observation de phlegmon périnéphrétique, la rougeur
des téguments, très-légère au début, n'a pu être prise
pour un érysipèle ; jamais elle n'a acquis de telles
proportions. Dans le phlegmon érysipélateux des parois, il n'y a pas de tuméfaction de la région lombaire ; on ne sent pas dans le flanc la rénitence profonde que l'on perçoit toujours dans le cas de
phlegmon périnéphrétique. Il existe dans le premier cas une dureté particulière des téguments qui
sera facilement reconnue ; il y a un œdème qui accompagne la teinte érysipélateuse, tandis que dans
le second cas il est limité à la région lombaire. Le délire lui-même est plus violent dans le phlegmon
érysipélateux des parois que dans le phlegmon périnéphrétique. Les phénomènes graves s'amendront
dans le phlegmon des parois par des incisions superficielles et multiples ; tandis que dans l'inflammation du tissu cellulaire circumrénal il faut avoir

recours à une incision profonde pour faire sortir le pus et améliorer l'état du malade.

PRONOSTIC.

Le pronostic des phlegmons périnéphrétiques varie suivant les causes et la marche de cette affection. Les phlegmons idiopathiques, ou qui n'ont pas pour cause une lésion du rein, ceux qui dépendent d'un traumatisme de la région lombaire, ceux qui se sont développés sous l'influence de refroidissements ou dans le cours de fièvres graves, guérissent souvent et d'autant plus facilement que la maladie aura suivi une marche aiguë et plus rapide. Si au contraire l'inflammation se développe sourdement, si le foyer met, comme dans plusieurs cas que nous avons cités, un temps plus ou moins long à se former, alors on aura à craindre des fusées purulentes dans les régions voisines, dans la fosse iliaque, dans la région inguinale; le foyer pourra encore se vider soit dans le péritoine, soit dans l'intestin. Quand le phlegmon périnéphrétique est déterminé et entretenu par une lésion du rein, par une fistule rénale, quand il est causé par la présence de pierres dans le tissu cellulaire circumrénal, le pronostic devient très-grave; car si le foyer purulent n'est pas ouvert, le malade mourra inévitablement de fièvre hectique et de gangrène; ou bien, après l'ouverture du foyer, il pourra survenir des fistules qui laisseront écouler un pus séreux contenant de l'urine, fistules qui ne se fermeront peut-être qu'au bout de plusieurs années, et qui même pourront devenir définitives. On aura toujours à redouter les accidents qui surviennent après l'introduction de l'air dans les plaies.

La gravité du pronostic dépend en grande partie du moment de la maladie où l'on aura ouvert le foyer et donné un écoulement facile au pus ; car le pus, n'étant pas retenu dans des limites étroites par des aponévroses, peut s'étendre et porter au loin ses ravages ; le plus souvent, quand le pus a trouvé de bonne heure un écoulement, qu'il n'a pas eu le temps de causer des désordres graves, on peut espérer un prompt rétablissement ; la tuméfaction, causée par l'accumulation du pus, s'affaisse promptement ; la fièvre même peut tomber du jour au lendemain ; le sommeil revient, les douleurs diminuent ; le malade peut de nouveau se coucher sur le dos ; l'appétit est quelquefois long avant de se rétablir, ce qui dépend de l'état des fonctions digestives, car le plus souvent les malades ont une constipation persistante dont la cessation assure généralement le retour de l'appétit. Dans les cas les plus favorables, quand il ne survient pas de complication du côté de la plaie, ni du côté de l'état général, on peut espérer la cicatrisation du foyer en trois semaines, un mois au plus.

Il n'est pas rare de voir, dans un phlegmon péri-néphrétique ouvert et marchant vers la guérison, la suppuration s'arrêter, la plaie s'oblitérer, et le malade être repris de fièvre, de frissons et de tous les accidents qui accompagnent généralement la rétention du pus dans un foyer profond. A l'aide de moyens destinés à agrandir la plaie, tels que l'éponge préparée, la racine de gentiane, puis à l'aide de certaines positions que l'on fait prendre au malade dans le but de favoriser l'écoulement du pus, on pourra voir cesser ces symptômes graves qui avaient fait douter un moment de l'issue heureuse de la maladie. Nous voyons un exemple de ces alternatives remarquables dans l'observation suivante, qui nous a été remise par M. le D* Gueneau de Mussy :

Obs. XII. — *Périnéphrite. Ouverture. Guérison.*

Je reçus à l'hôpital de la Pitié, salle Sainte-Marthe, une femme présentant dans le flanc droit une tumeur s'étendant jusque dans la fosse iliaque, et offrant par son aspect, par son étendue, la plus grande analogie avec un phlegmon périnéphrétique. Je crus devoir procéder rapidement à une grande et large incision parallèle à la dernière côte, pratiquée avec toutes les précautions nécessaires pour éviter la lésion des artères lombaires.

C'est ainsi que je commençai par faire une cautérisation linéaire avec le caustique de Vienne, dans une étendue de 10 à 12 centimètres, sur la partie la plus culminante. Je me servis ensuite du bistouri et de la sonde cannelée, pour pénétrer dans le foyer, et c'est sur cette dernière que j'agrandis l'ouverture, de manière à lui donner 6 centimètres environ d'étendue.

Un flot de pus sanieux, mêlé de coagulums sanguins, s'échappa au dehors. La malade fut couchée sur le côté opposé, de manière à assurer l'écoulement plus facile du pus. L'affaissement du foyer, la cessation des accidents fébriles, l'apaisement de la douleur, furent la conséquence de l'opération. La plaie ne tarda pas à bourgeonner et à marcher trop vite vers la cicatrisation ; car, pour maintenir une ouverture au pus, dont la sécrétion n'était pas tarie, bien que diminuée, je dus placer des mèches et des bougies dans le trajet qui conduisait au foyer.

Je constatai alors que celui-ci était très-diminué par le fait

de la rétraction et de l'adhérence de ses parois, mais n'était
pas complétement oblitéré. Tout semblait annoncer une guérison prochaine, quand je vis survenir tout à coup un frisson
suivi de fièvre et de diarrhée ; en même temps, le pus prenait
une odeur fétide et devenait plus abondant. Je ne tardai pas à
m'apercevoir, par un examen attentif, que ces accidents de-
vaient être imputés à ce que la malade, fatiguée de rester couchée sur le côté droit, se tenait la plus grande partie de la
journée sur le côté opposé, et que le pus, trouvant une issue
moins facile, s'était accumulé dans le foyer qu'il avait distendu, et y avait contracté des qualités putrides. L'ouverture
avec l'éponge préparée, un changement de position, firent
cesser les accidents, qui se reproduisirent encore une fois par
suite de l'inintelligence de la malade, qui ne tint pas compte
de mes conseils. Je revins aux premiers moyens employés ; je
fis assurer la malade, à l'aide de coussins, dans la position la
plus favorable, et, grâce à ces soins, elle marcha vers la guérison, qui fut lente et qui dut être complétée par des injections
iodées.

Obs. XIII. — *Phlegmon périnéphrétique ; incision. Guérison.*

En 1858, Mme X....., charcutière, femme d'une trentaine d'années environ, habitant un appartement sain, fut prise de douleurs de reins du côté gauche. Elle fut traitée pendant deux
ou trois mois pour un prétendu rhumatisme ; quoique faible,
elle marchait cependant et vaquait à ses occupations. Au bout
de trois mois, on remarqua un empâtement occupant la région
qui sépare la crête iliaque de la dernière côte ; M. Adolphe Richard, appelé par M. le Dr Surher, médecin de la malade, reconnut l'existence d'une périnéphrite suppurée.

La malade était fort épuisée ; le sommeil et l'appétit avaient
entièrement disparu, elle ne pouvait plus quitter le lit. Une
vaste incision fut pratiquée, suivie d'une dissection profonde,
au moins de 3 centimètres, et qui exigea la ligature de plusieurs artères. Plus d'un litre de pus fut évacué séance tenante ;

l'amélioration fut presque immédiate. Jamais aucun trouble n'avait paru du côté des urines. Le pus mit encore à s'écouler quatre ou cinq semaines. La convalescence fut excessivement longue; les fonctions digestives étaient profondément alté-rées.

Ce ne fut qu'au bout de quatre à cinq mois que la malade revint à une santé parfaite dont elle jouit encore.

Cette observation, que nous devons à l'extrême obligeance de M. le D ʳ Adolphe Richard, nous montre combien, au début de ces phlegmons, on peut être disposé à prendre pour des douleurs de rhumatisme et traiter comme telles les premiers symptômes encore peu caractérisés de la périnéphrite. Un des signes qui doivent faire le plus sûrement préjuger de la terminaison heureuse du phlegmon est l'épaisseur de la paroi postérieure du foyer; car, en effet, si le chirurgien a besoin, pour arriver jusqu'au foyer lui-même, de traverser des couches épaisses de muscles et de tissu cellulaire, c'est une preuve que le pus n'a pas eu de tendance à envahir les tissus voisins; que les muscles de la paroi lombaire ne sont pas dissé-qués par le pus et qu'ils sont encore intacts; c'est là certainement une condition heureuse. Le malade que nous avons suivi dernierement dans le service de M. le professeur Jobert de Lamballe présentait aussi des parois musculaires et graisseuses très-épaisses; ce malade est en voie de guérison. Les malades que nous avons vus mourir avaient, au contraire, les pa-rois musculaires du foyer très-amincies, et chez eux la fluctuation était superficielle. Nous croyons que l'on peut, sinon poser en principe, du moins consi-

dérer comme un signe de bon augure la profondeur
à laquelle on sent la fluctuation.

Nous voyons en outre dans cette observation combien il faut souvent de temps pour que la guérison
soit parfaite.

TRAITEMENT.

Le traitement des phlegmons périnéphrétiques
est essentiellement chirurgical. Quant au début, on
pourra encore espérer amener la résolution; on devra recourir aux moyens antiphlogistiques généraux
et locaux employés dans ces cas: tels sont la saignée
du bras, si la réaction est très-vive, la fièvre forte,
le pouls plein, et si l'état général du malade ne con-
tre-indique pas une perte de sang considérable. Le
traitement local consistera en application sur la région lombaire tuméfiée et douloureuse, de ventouses
scarifiées, de vésicatoires, de cataplasmes émollients
laudanisés, de bains entiers. On ne devra espérer la
résolution d'une inflammation aussi vive, aussi étendue et dans une région si bien faite pour la suppuration, que quand les symptômes locaux n'auront
encore pris que peu de développements; aussi,
quand un malade accuse des douleurs lombaires
vives, faut-il toujours craindre une affection grave.
La résolution de l'inflammation sera d'autant plus
certaine ou probable que la périnéphrite est primitive, que le rein est hors de cause; car, si le rein est
le siége d'une fistule qui verse constamment du pus
et de l'urine dans le tissu cellulaire voisin, on ne

peut compter sur la résolution ; l'incision même du foyer sera souvent impuissante.

Dès que les moyens antiphlogistiques locaux que nous venons d'énumérer auront échoué; dès que l'œdème aura été constaté, on peut être presque certain qu'il y a formation de pus dans les mailles du tissu cellulaire. Au bout de quelques jours, la fluctuation sera perçue ; pour la sentir plus facilement, on fera refouler par la main d'un aide la fosse iliaque du même côté; la fluctuation étant manifeste, on devra nécessairement ouvrir le foyer. Nous pensons même qu'on doit intervenir avant que la tuméfaction de la région soit considérable, dès qu'il y a douleur dans les lombes, douleur s'exaspérant soit à la pression, soit par les mouvements et les efforts du malade; dès qu'il y a un certain empâtement des téguments, des frissons revenant tous les jours ou de la fièvre continue. Il serait imprudent d'attendre plus longtemps que la fluctuation fût manifeste.

L'ouverture du foyer est résolue; mais quel moyen devra-t-on employer pour y arriver? Trois procédés opératoires se présentent:

La cautérisation et l'incision successives;

La ponction;

L'incision.

Dans tous les temps on a conseillé d'ouvrir les phlegmons périnéphrétiques, et de les ouvrir de bonne heure; ce précepte a été formulé ainsi qu'il suit par Hippocrate :

« S'il y a une tumeur ou une élévation à la région

des reins, pratiquez une incision, et, après avoir fait sortir le pus, travaillez à débarrasser cet organe des graviers, par l'usage des diurétiques. En faisant cette opération, il y a quelque espoir de guérison, autrement le malade est perdu sans ressource. » Plus loin, il s'exprime ainsi :

« Lorsqu'il y a du pus dans le rein, il se forme une tumeur auprès de l'épine du dos ; dans ce cas, faites une incision à la partie tuméfiée, et coupez profondément jusqu'aux reins. »

Rufus recommande l'ouverture de l'abcès par le caustique ou par d'autres procédés.

Cet avis est encore généralement adopté par les chirurgiens de nos jours ; mais les uns emploient la mortification des téguments à l'aide des caustiques, soit la potasse caustique, soit la poudre de Vienne, incisent l'eschare et remettent encore au fond de l'incision un nouveau fragment de caustique ; d'autres préfèrent l'incision faite par le bistouri, comme plus rapide, plus complète ; d'autres enfin pénètrent dans le foyer avec un long trois-quarts courbe, et en ressortent par un autre point plus ou moins éloigné du premier, et y laissent, à l'exemple de M. Chassaignac, un tube de caoutchouc perforé de distance en distance.

Ces trois modes opératoires ont leurs avantages et leurs inconvénients ; aussi nous les discuterons.

La *cautérisation* a l'avantage de procéder graduellement, de ne pas exposer aux hémorrhagies que cause le bistouri par la lésion des artères lombaires ;

et si, dès le début, l'ouverture est un peu étroite, elle augmente petit à petit par l'élimination de l'eschare. L'application du caustique, faite de bonne heure, quand l'inflammation est restreinte et n'est pas dans une période d'acuité extrême, est utile et peut être un moyen dérivatif plus puissant que le vésicatoire. C'est ainsi que nous voyons appliquer sur la paroi abdominale des cautères dans les cas de phlegmons de la fosse iliaque, et du ligament large dans le double but, soit d'amener une résolution, soit d'obtenir l'évacuation du pus, méthode plus sûre dans cette région que l'emploi du bistouri. Il est vrai que, dans la région lombaire, on n'a pas, pour se servir du caustique, les mêmes raisons que dans la région abdominale ; la présence du péritoine n'est pas à redouter. Si le caustique présente sur le bistouri quelques avantages, il a l'inconvénient grave, suivant nous, d'agir avec lenteur, de nécessiter plusieurs jours avant que le pus trouve une issue facile et suffisante. Or, pour nous, un des points les plus importants dans le traitement de ces phlegmons est d'évacuer le pus le plus promptement possible, et de prévenir les graves accidents qui peuvent résulter du séjour de ce liquide dans la poche. Du reste, l'emploi du caustique ne met pas complétement à l'abri des incisions ; car il arrive souvent qu'on est obligé d'agrandir la plaie, devenue trop petite par le travail de cicatrisation, afin de faciliter l'extraction des calculs que peut contenir le foyer. La sensibilité extrême du malade met quelquefois le chirurgien dans la nécessité d'employer les caustiques plutôt que de recourir d'emblée aux larges incisions.

La *ponction* présente un avantage, celui de s'opposer à l'introduction de l'air dans la plaie, mais, pour cela, il faut que l'on place dans l'orifice un tube élastique qui permette l'issue du pus. M. Chassaignac, entre les mains expérimentées duquel le drainage a réussi tant de fois, introduit dans le foyer un long trois-quarts courbe, qu'il fait ressortir dans un autre point des téguments ; puis il introduit à l'extrémité un tube perforé, par un orifice ménagé dans le trois-quarts, et il retire le tout par le chemin qu'a d'abord suivi l'instrument. Il peut ainsi laisser baigner dans le foyer une anse du tube élastique qui reçoit le pus par ses orifices et le conduit au dehors. Ce moyen permet aussi de faire très-facilement des injections dans le phlegmon, sans nécessiter une nouvelle introduction de sonde, soit métallique ou de gomme, introduction souvent difficile et toujours douloureuse pour le malade. Par ce moyen l'issue du pus est constamment assurée, et le liquide n'est pas retenu comme il l'est quand on se sert d'une mèche de charpie introduite dans le but d'empêcher la cicatrisation des lèvres de la plaie. La présence constante d'une sonde plus ou moins rigide dans la plaie est douloureuse pour le malade ; elle gêne ses mouvements ; il ne peut se coucher sur le côté du phlegmon, position qui est cependant bien utile, puisqu'elle favorise l'issue du pus. Les malades peuvent garder longtemps sans inconvénient ce tube dans la plaie. Ce moyen serait assurément très-bon , s'il était applicable dans tous les cas de phlegmons périnéphrétiques. Très-utile lorsque la périnéphrite est primitive, ce moyen ne l'est plus quand le rein est fistuleux, qu'il contient des pierres ou qu'il s'agit d'extraire des calculs renfermés dans le foyer. Les ouvertures rétrécies faites par la ponction ne permettent pas non plus l'exploration du foyer avec le doigt pour reconnaître l'existence et la position des calculs. Dans ce cas , nous donnons la préférence à l'incision.

L'*incision* du phlegmon par le bistouri est le mode le plus généralement employé ; il est précieux, en effet, d'avoir sous la main un moyen qui permette d'agir dès que l'indication se présente, et de donner au pus une issue aussi prompte que facile. L'incision doit être large : elle peut être faite soit transversalement, soit dans le sens vertical, ou bien elle peut être encore dirigée obliquement ; elle doit toujours être pratiquée sur le point le plus culminant de la tuméfaction, à l'endroit où la fluctuation est la plus superficielle et la plus manifeste.

Dans les cas où on voudra s'assurer de la présence du pus , dont on est presque sûr, avant qu'on veuille en venir à une grande incision, on fera bien de pratiquer une ponction à l'aide d'un bistouri étroit et long ; dès qu'on se sera assuré de l'existence du pus, on augmentera cette ponction en lui substituant une incision suffisante.

Si on fait d'emblée une incision d'une certaine étendue, du premier coup on intéressera la peau et le tissu cellulaire sous-cutané ; l'aponévrose sera incisée sur la sonde cannelée, puis avec cet instrument, on écartera les fibres musculaires ; on arrivera ainsi sur la paroi du foyer que l'on ouvrira encore avec la même sonde. On pourra agrandir l'ouverture en plongeant dans le foyer un bistouri boutonné, et en débridant les parties profondes.

Souvent pendant cette opération, le pus infiltré dans les muscles s'écoule avant qu'on soit arrivé sur le foyer lui-même.

Il peut arriver que, pendant cette opération, on ait lésé quelques artères lombaires ; dans ce cas, une ligature posée sur chaque extrémité de l'artère arrêtera l'hémorrhagie.

Le foyer, une fois largement ouvert, permet au flot de pus de s'échapper de la plaie ; la position du malade, la plus légère pression, les efforts du malade pour tousser, suffiront pour faire écouler le pus qui est toujours très-abondant. Quelquefois, en même temps que s'écoule le pus, il survient de l'intérieur du foyer du sang presque pur ; sang dont on ne peut s'expliquer la présence que par la cessation brusque d'une compression de dedans en dehors, qu'exerçait le pus lui-même sur les parois qui le contenaient.

Si le pus est entretenu par la présence de l'urine filtrant à travers une fistule rénale et par la présence de graviers, on ne devra pas favoriser l'occlusion de la plaie, comme dans les cas de périnéphrite primitive, où le foyer tend de lui-même à se rétrécir, et la plaie à se cicatriser. Mais, à l'aide de sonde ou de tube élastique perforé, on facilitera l'issue du pus.

Si le chirurgien a reconnu la présence de calculs dans le foyer, à l'aide de l'introduction du doigt, il pourra avec une pince à pansement les retirer; mais, si ces calculs sont enchatonnés dans le rein, il vaut mieux les y laisser que de faire des débridements au rein, ou produire des désordres en les extrayant avec violence. Tôt ou tard ces calculs pourront devenir indépendants et sortir spontanément; quelquefois le calcul est unique, d'autres fois il y en a plusieurs; leur volume varie aussi. Le rein, en les laissant s'échapper, se rétrécie, revient sur lui-même, et finit souvent par s'atrophier.

Tant que le pus s'écoule facilement par la plaie, qu'il ne survient aucun accident qu'on puisse attribuer à la rétention du pus dans le foyer, il suffira d'entretenir la plaie béante à l'aide d'une mèche légère de charpie; on fera bien de compléter le pansement par un cataplasme émollient. Mais, si le pus contractait une odeur nauséeuse qu'on pût attribuer à son séjour dans la poche; on ferait bien alors de pratiquer dans le foyer, à l'aide du tube perforé ou d'une sonde de gomme, deux injections par jour; ces injections seront faites avec de la teinture d'iode d'abord très-étendue d'eau, puis, petit à petit, plus concentrées. Ces injections contribueront à changer la nature du pus, à modifier l'état des parois du foyer, et diminueront la fétidité. On pourra aussi employer les injections d'eau chlorurée.

Nous pensons qu'on fera bien d'alimenter le malade le plus tôt possible, afin de le mettre en état de réparer promptement les pertes occasionnées par une abondante suppuration. L'usage des bouillons, des viandes rôties, du vin de Bordeaux et de quinquina, sera utile de bonne heure; enfin les ferrugineux et les amers seront employés avec avantage, pour réveiller les fonctions digestives.

Paris. — A. PARENT, Imprimeur de la Faculté de Médecine, rue Monsieur-le-Prince, 31

www.ingramcontent.com/pod-product-compliance
Ingram Content Group UK Ltd.
Pitfield, Milton Keynes, MK11 3LW, UK
UKHW022230120726
13694UKWH00002B/779